Anita Heßmann-Kosaris

La dieta secondo il gruppo sanguigno

Anita Heßmann-Kosaris

La dieta secondo il gruppo sanguigno

tecniche nuove

EDIZIONE ORIGINALE
Die Blutgruppen-Diät

EDIZIONE ITALIANA
Traduzione dal tedesco a cura di Valentina Bonelli
Revisione di Elio Rossi

Redazione: tel. 02-39090254 - tel. 02-39090257, fax 02-39090255,
e-mail: libri@tecnichenuove.com
Vendite: tel. 02-39090251 - 02-39090252, fax 02-39090373,
e-mail: vendite-libri@tecnichenuove.com
http://www.tecnichenuove.com

ISBN-13 978-88-481-0808-9

Stampa: Lalitotipo, Settimo Milanese (Mi)
Finito di stampare nel mese di aprile 2007
Printed in Italy

Indice

Introduzione

Cosa ha a che fare il mio gruppo sanguigno con l'alimentazione? Come può influire sul modo in cui posso finalmente perdere i chili in eccesso che mi creano tanti problemi? Perché il mio gruppo sanguigno dovrebbe avere un ruolo in tutto ciò? La maggior parte di coloro che sentono parlare per la prima volta di una possibile relazione tra il gruppo sanguigno e gli antiestetici cuscinetti di grasso, sicuramente reagisce così o in modo analogo.
Chi li può biasimare se scuotono il capo increduli? Dopotutto hanno provato innumerevoli cure dimagranti. Sono ormai dei maestri nel contare le calorie e hanno imparato a venire a capo senza sforzi delle più complesse pianificazioni alimentari – per poi scoprire delusi che, alla fine, anche i risultati dell'ultima "super dieta" si tramutano di nuovo in grasso. A tutte queste persone sembra assolutamente assurda l'idea che il gruppo sanguigno possa determinare se gli alimenti verranno assimilati e utilizzati bene oppure male dal corpo.
Gli esperti dell'alimentazione sono invece di tutt'altro avviso. In medicina è noto da tempo che determinate malattie insorgono più spesso nelle persone appartenenti a un particolare gruppo sanguigno. La pionieristica scoperta che anche l'alimentazione è in

relazione con il gruppo sanguigno è stata fatta recentemente da alcuni medici americani. Le persone con gruppo sanguigno 0, che storicamente discendono dai cacciatori e dai raccoglitori, per sentirsi bene hanno bisogno di carne. Chi ha gruppo sanguigno A esige invece un'alimentazione più vegetariana. Coloro che appartengono al gruppo sanguigno B sopportano al meglio le uova e i latticini. Infine, chi appartiene al gruppo sanguigno AB può mangiare praticamente di tutto, salvo alcune eccezioni.
Questo libro si propone di spiegare come si è giunti a questa scoperta sensazionale e, soprattutto, quali concrete conseguenze ha tutto questo non solo sulla regolazione del peso corporeo, ma anche sull'alimentazione quotidiana.
Al lettore viene presentato un tipo di "alimentazione dissociata" sorprendentemente semplice e totalmente nuovo, in cui l'alimentazione viene impostata esclusivamente sulla propria individualità. Non si tratta quindi delle solite diete uguali per tutti, nelle quali non si considera che non per tutti vanno bene determinati alimenti. Ogni individuo è unico. Così come ci distinguiamo dagli altri per l'aspetto e il colore dei capelli, l'età e il sesso, l'origine e la nazionalità, è differente anche il modo in cui il nostro corpo digerisce, utilizza e trasforma gli alimenti, aumentando facilmente di peso oppure riuscendo a smaltire agevolmente i chili in eccesso. Per restare sani e in buona salute, è necessario che l'alimentazione tenga conto anche della nostra "individualità biologica".
Ciò è più semplice di quanto non si possa immaginare a prima vista. Infatti, al contrario di quanto avviene nella classica alimentazione dissociata, sviluppata alla fine del diciannovesimo secolo dal medico americano Howard Hay, nella dieta secondo il gruppo sanguigno gli alimenti non vengono suddivisi a seconda del fatto che abbiano effetti acidi oppure

basici. È molto semplice: basta scegliere tra i vari alimenti quelli che gli esperti hanno giudicato più favorevoli per le persone appartenenti a un detreminato gruppo sanguigno.
Il particolare vantaggio della dieta secondo il gruppo sanguigno consiste nel fatto che, nonostante la sua sorprendente semplicità, non è assolutamente monotona. Al contrario, prevede tutti gli alimenti fondamentali per il benessere fisico e mentale.
La dieta secondo il gruppo sanguigno permette di riequilibrare automaticamente il proprio peso. La corretta combinazione biochimica degli alimenti giova anche agli allergici, perché questa alimentazione mirata impedisce l'insorgere di reazioni immunologiche esagerate. Ma l'aspetto forse più vantaggioso di questa alimentazione è che allevia il lavoro degli organi preposti alla digestione e previene le malattie e le alterazioni del metabolismo.
In questo libro verrà spiegato quali sono i gruppi alimentari più importanti per i quattro gruppi sanguigni 0, A, B e AB. Verranno forniti anche molti consigli e suggerimenti per variare i piatti in modo che piacciano e facciano bene anche alle persone con un altro gruppo sanguigno. Si sarà sorpresi di quanto è semplice abituarsi a questo programma alimentare sensazionale e innovativo. Con la dieta secondo il gruppo sanguigno basta infatti apportare dei piccoli cambiamenti alle proprie abitudini culinarie per raggiungere e mantenere il peso ideale, la salute e la vitalità.
A questo punto non resta che augurarvi molto successo e... buon appetito!

Capitolo 1
In che cosa consiste la dieta secondo il gruppo sanguigno

Basta con le diete uguali per tutti

Dimagrire in modo più sano con meno grassi – Mangiare più carboidrati fa bene e mette di buon umore – Le proteine attivano il consumo di energia – L'eccesso di proteine appesantisce i reni – Molti piccoli pasti sono meglio di tre abbondanti – Mangiare continuamente stuzzichini complica il lavoro dei succhi gastrici – I vegetariani vivono più a lungo – Solo chi mangia carne assume abbastanza vitamina B_{12} – Magri, sani e attivicon frutta e verdura fresca – Un'alimentazione troppo ricca di vegetali crudi appesantisce il metabolismo ...
Riuscite ancora a raccapezzarvi fra tutte queste "verità"? Esistono talmente tante e contrastanti teorie dell'alimentazione, di cui i rispettivi adepti sono peraltro pienamente convinti, che le loro particolari forme di alimentazione fungono da guida per tutta l'umanità. I grassi e i magri, i giovani e gli anziani, i sani e gli ammalati – i guru delle diete gettano tutti nello stesso calderone. Ne consegue che, dopo un periodo di tempo più o meno lungo, molti perdono il piacere di mangiare e finiscono per prendere svogliate cucchiaiate di yogurt, mentre invece sognano

una succulenta bistecca o un croccante pollo arrosto. Oppure, se per una volta si violano le regole alimentari, la coscienza sporca si fa subito sentire. Per non parlare del fatto che un giorno o l'altro lo stomaco si ribellerà, perché ne avrà avuto abbastanza di continuare ad essere rimpinzato con l'alimento sbagliato.

L'obiettivo è: un programma alimentare individuale

Ma come possiamo vincere la battaglia contro i chili di troppo e restare contemporaneamente sani ed efficienti? Ciò è possibile solo con un'alimentazione che piaccia e che faccia bene, perché risponde al meglio alle esigenze personali e, soprattutto, perché tiene conto delle caratteristiche biochimiche individuali, ossia del modo in cui il corpo assimila e trasforma il cibo. Secondo i comuni concetti dietetici – sia che si tratti di un'alimentazione ricca di carboidrati, di una dieta monotona a base di proteine oppure di un programma alimentare mirato – non si tiene mai conto del fatto che ognuno è unico. Come nessuna impronta digitale è uguale ad un'altra e la struttura del DNA è unica, anche le esigenze alimentari individuali sono ineguagliabili e dipendono da molteplici fattori. Tra questi fattori vanno annoverati anche i caratteri ereditari, per esempio quando si tratta di stabilire in quale quantità il corpo necessiti di determinate sostanze per poter funzionare al meglio. Il fatto che, dal punto di vista dell'alimentazione, non è possibile fare "di tutta l'erba un fascio" diventa evidente se si pensa che la natura non ha fornito più di due terzi di tutte le persone di un enzima che aiuta i succhi gastrici a scomporre chimicamente il lattosio. "Il latte fa bene" – non a queste persone, che non riescono proprio a digerirlo e hanno una vera e

Tutte le cure dimagranti hanno un grosso difetto: non tengono conto delle esigenze alimentari personali.

propria intolleranza alimentare verso di esso e tutti i suoi derivati.
Il fatto che tante persone, pur nutrendosi nello stesso modo, ottengano dei risultati assolutamente differenti non deve stupire. Ciò dipende dalla struttura chimica individuale del corpo e spiega anche perché molte cure considerate miracolose siano destinate a fallire fin dall'inizio.
I medici sanno da tempo che non tutti i pazienti rispondono allo stesso modo ad un'alimentazione sana. In base a questa consapevolezza oggi i medici non suggeriscono più indiscriminatamente una dieta leggera a chiunque soffra di disturbi di stomaco. In altri termini, se si tratta di rispettare lo schema "Cosa fa bene a me deve far bene anche a te", allora il successo di qualsiasi programma di alimentazione è solo una questione di fortuna.

La dieta secondo il gruppo sanguigno non è una dieta dimagrante che fa patire la fame.

Il gruppo sanguigno – la chiave per il peso ideale?

Persone diverse hanno bisogno di un'alimentazione diversa. Ciò che finora ha impedito di trasformare questo dato di fatto in strategie di vita sensate è stata la mancanza di un codice che aiutasse a individuare le esigenze alimentari individuali del nostro organismo.
In seguito alla sensazionale scoperta che esiste una relazione tra l'appartenenza a un determinato gruppo sanguigno e l'alimentazione, si è giunti a una svolta fondamentale. Il gruppo sanguigno è la chiave, come dice il noto naturopata americano Peter D'Adamo, "che apre la porta al misterioso mondo

La dieta secondo il gruppo sanguigno non è una dieta monotona che priva di importanti sostanze nutritive.

della salute, della malattia, della longevità, della vitalità fisica e della forza emotiva". A questo punto è possibile che vi stiate domandando come il gruppo sanguigno possa avere qualcosa a che fare con l'alimentazione e le proprie abitudini di vita. Il gruppo sanguigno, questo fattore privo di vita, come chiave per il peso ideale, la salute e il benessere – non è un poco esagerato?
Può sembrarlo, ma solo a prima vista. Se si seguono le argomentazioni scientifiche del dottor D'Adamo si può verificare facilmente quale significato il gruppo sanguigno ha per la nostra vita.

Due medici sulla traccia giusta

Come dice il dottor D'Adamo, "Ogni gruppo sanguigno contiene il messaggio genetico relativo alle modalità di alimentazione e di comportamento dei nostri predecessori e molte di queste caratteristiche ci influenzano ancora oggi".
Per scoprire come mai il nostro sistema immunitario e digerente sembra avere ancora oggi una certa predisposizione per gli alimenti di cui si nutrivano i nostri avi che avevano lo stesso gruppo sanguigno, non occorre fare una ricerca tra gli antenati. Dalla storia dello sviluppo dell'uomo si può risalire a come, nelle fasi fondamentali dell'evoluzione, si sono creati i vari gruppi sanguigni, che presentano ancora oggi le stesse caratteristiche dei tempi remoti.
La cosa forse più sorprendente consiste nel fatto che i singoli gruppi sanguigni si differenziano moltissimo per quanto riguarda la digestione e i meccanismi di difesa propri del corpo.
Questa scoperta si deve, tra l'altro, ai lavori svolti dal padre del dottor D'Adamo. James D'Adamo aveva già scoperto negli anni '50 che, in alcuni pa-

zienti, una dieta esclusivamente vegetariana e povera di grassi non alleviava i disturbi, bensì peggiorava ulteriormente il loro stato generale. Il medico era convinto che la soluzione del problema si trovasse nel sangue, che rifornisce di alimenti l'organismo, e iniziò quindi a cercare una sorta di "copia cianografica" che consentisse di stabilire le necessità alimentari individuali. Il dottor James D'Adamo registrò per anni se i pazienti aventi gruppi sanguigni differenti assimilassero bene o male determinati alimenti. Il risultato fu il seguente: per le persone con gruppo sanguigno A, un'alimentazione ricca di proteine, contenente molta carne, non era l'ideale. Al contrario, le proteine vegetali, contenute in larga misura nella soia e nel tofu, erano tollerate molto bene. Il consumo di latticini provocava una massiccia formazione di muco nelle vie respiratorie e queste persone si stancavano molto rapidamente quando svolgevano un'attività fisica, mentre dei semplici esercizi di yoga li facevano sentire freschi e pieni di energia.

I pazienti con gruppo sanguigno 0 si rivelarono invece dei veri e propri carnivori e le proteine animali sembravano essere proprio quello che ci voleva per loro. Quando si mettevano fisicamente al lavoro, per esempio facendo jogging, si sentivano forti ed energici.

Nel 1980 James D'Adamo rese pubbliche le proprie scoperte con il libro *One Man's Food*, in cui fornì anche dei suggerimenti per un'alimentazione corretta. Due anni dopo la sua teoria dei gruppi sanguigni, che si basava prevalentemente su osservazioni soggettive, venne messa sul banco di prova e dimostrata scientificamente da suo figlio Peter.

Una scoperta pionieristica e le sue conseguenze

Peter D'Adamo, nato nel 1956, si stava ancora specializzando quando ricorse alla letteratura medica specializzata per seguire e dimostrare le relazioni esistenti fra determinati quadri clinici e l'appartenenza a un gruppo sanguigno. Quello che scoprì viene definito da lui stesso una rivelazione pionieristica. Egli scoprì che le persone con gruppo sanguigno 0 tendono a soffrire più spesso di malattie dello stomaco, identificate dai medici come ulcera peptica. Si tratta di ulcere gastriche che si formano in seguito all'effetto dei succhi gastrici. (La microbiologia e la biologia molecolare hanno recentemente scoperto che il germe *Helicobacter pylori* si annida più facilmente nella mucosa dello stomaco delle persone che hanno gruppo sanguigno 0 piuttosto che in coloro che hanno un altro gruppo sanguigno. L'agente patogeno, noto solo dall'inizio degli anni '80, è ritenuto responsabile delle infiammazioni della mucosa gastrica e del cancro dello stomaco.) Nel gruppo sanguigno A D'Adamo trovò invece traccia di un tipo di tumore dello stomaco accompagnato da una produzione ridotta di succhi gastrici. Coloro che hanno gruppo sanguigno A sembrano essere anche più soggetti all'anemia perniciosa. Questo disturbo metabolico localizzato nella mucosa dello stomaco impedisce, tra l'altro, l'assunzione della vitamina B_{12}, senza la quale i globuli rossi non possono maturare e svilupparsi. Questa scoperta sorprendente confermò in un certo senso quello che il padre di Peter D'Adamo aveva già scoperto da tempo, ossia che i pazienti con gruppo sanguigno 0 tolleravano bene gli alimenti per la cui digestione il corpo produce una grande quantità di acidi gastrici. A questo punto il dottor D'Adamo junior iniziò ad occuparsi in modo intensivo delle relazioni esistenti

La dieta secondo il gruppo sanguigno non è una super dieta a base di proteine che, alla lunga, può stancare.

tra l'appartenenza a un determinato gruppo sanguigno e lo stile di vita, le abitudini alimentari, la salute, la malattia.

Una nuova forma di alimentazione testata con successo negli Stati Uniti

Oggi il dottor Peter D'Adamo è uno dei più noti naturopati degli Stati Uniti. Lui e i suoi colleghi hanno verificato in migliaia di pazienti se determinati alimenti venivano tollerati bene oppure male e hanno messo tutto ciò in relazione con il gruppo sanguigno di appartenenza.
I risultati di questi studi sono i seguenti:

- Per le persone con gruppo sanguigno 0, la carne è un alimento molto indicato. Queste persone dovrebbero quindi cercare di trarre energia dalle proteine animali. Per contro, dovrebbero evitare il grano e il frumento, poiché il glutine (sostanza proteica non solubile) che vi è contenuto non è ben tollerato.
- Le persone con gruppo sanguigno A invece della carne dovrebbero utilizzare le proteine vegetali come fonti energetiche ed evitare i latticini poiché, nel loro caso, provocano fenomeni di putrefazione.
- Le persone con gruppo sanguigno B sono degli onnivori equilibrati, a cui fanno bene sia la carne, sia i latticini, sia la verdura, sia i cereali.
- Le persone con gruppo sanguigno AB hanno un apparato digerente sensibile e dovrebbero preferire un'alimentazione varia ed equilibrata.

Niente paura, la dieta secondo il gruppo sanguigno non mette a dura prova la forza di volontà e la capacità di rinuncia.

Sulla base delle ricerche e dell'esperienza pratica di anni, i medici hanno sviluppato un programma ali-

mentare che si accorda perfettamente alle caratteristiche genetiche, immunologiche e biochimiche individuali dei gruppi sanguigni 0, A, B e AB.
Per nutrirsi in modo gustoso, vario e sano, non bisogna far altro che tenere presente le caratteristiche e le peculiarità tipiche del proprio gruppo sanguigno. Bisogna vedere il gruppo sanguigno come una sorta di bussola che indica la direzione corretta.
Se tutti i giorni ci si nutre seguendo i dettami della dieta secondo il gruppo sanguigno, ci si renderà presto conto di sentirsi meglio, più sani ed energici e, con il tempo, anche il peso si normalizzerà.

Come si sono formati i gruppi sanguigni – dall'antico cacciatore fino all'onnivoro

Se si analizza come si sono formati i gruppi sanguigni nel corso della storia dell'umanità, diviene subito evidente che i vari gruppi sanguigni si distinguono moltissimo per quanto riguarda la digestione e le difese immunitarie. Ciò dipende da una ragione semplice: fin dalla notte dei tempi, per sopravvivere, l'uomo si è dovuto adattare alle mutevoli condizioni di vita. Ha dovuto combattere contro il ghiaccio e il gelo, sopportare drammatiche modificazioni climatiche, difendersi dal feroce attacco degli animali selvatici, avere la meglio sulle malattie, avvicinarsi agli altri uomini e, non da ultimo, cambiare radicalmente la propria alimentazione. Nel corso della storia questo ha fatto sì che le caratteristiche fisiche, psichiche e sociali degli uomini si siano modificate completamente. E, per venire a capo della lotta quotidiana per la vita contro la morte, anche il sistema immunitario e l'apparato digerente hanno dovuto adattarsi alle nuove condizioni.

Gruppo sanguigno 0 – i carnivori

È il gruppo sanguigno più antico. Si è sviluppato circa 40.000 anni a.C., ai tempi dell'uomo del Cro-Magnon (così chiamato per via del luogo di ritrovamento, in Dordogna, nel sud della Francia), un ominide molto simile a noi. Si pensa che vivesse nei territori corrispondenti all'attuale India. Il suo contemporaneo più anziano, l'uomo di Neanderthal, durante l'ultima glaciazione visse invece nella tundra e nei boschi aperti. Non è ancora chiaro come mai le sue tracce si perdano attorno al 30.000 a.C. nell'area europea. Si suppone che non fosse all'altezza della battaglia per la vita. Gli uomini del Cro-Magnon erano cacciatori abili e scaltri, capaci di costruire e utilizzare vari strumenti e armi (giavellotti, lance, clave). Dato che si nutrivano di carne, le proteine animali erano la loro fonte di energia primaria. In questo periodo si formarono le caratteristiche principali dell'apparato digerente del gruppo sanguigno 0.
Gli uomini del Cro-Magnon si moltiplicarono velocemente, e ciò diede inizio alle battaglie per la conquista delle zone di caccia. Le prede non erano più sufficienti per nutrire tutti e così, in cerca di nuove riserve, attorno al 20.000 a.C., gli uomini si spostarono dapprima in Europa, per popolare poi mano a mano tutti i continenti. Qui le loro abitudini alimentari si modificarono, presumibilmente in seguito al fatto che avevano decimato drasticamente gli animali e che non riuscivano più a nutrirsi esclusivamente con i frutti della caccia. Spinti dalla necessità, iniziarono a mangiare tutto quello che riuscivano a

digerire: frutti, insetti, noci, radici e piccoli animali e, nelle regioni costiere, anche pesci.
Oggigiorno il "gruppo sanguigno dei carnivori" è quello più diffuso. in Germania, per esempio, circa il 38-40% della popolazione ha sangue del gruppo 0. A causa del loro patrimonio genetico, queste persone possiedono un sistema immunitario forte e resistente e un desiderio di affermazione molto sviluppato.

Gruppo sanguigno A – i vegetariani

Il gruppo sanguigno A, secondo per diffusione, comparve per la prima volta nel neolitico (25.000-15.000 a.C.), presumibilmente in Asia o in Medio Oriente. Gli uomini erano diventati sedentari e vivevano in comunità stanziali orientate all'agricoltura. Erano in grado di procurarsi da sé il cibo, poiché avevano imparato a coltivare il grano e ad allevare il bestiame. Il consumo di carne diminuì molto a favore delle sostanze nutritive di origine vegetale. Questa modificazione radicale delle condizioni ambientali e dell'alimentazione ebbe effetti soprattutto sull'apparato digerente e sul sistema immunitario. La nuova alimentazione, prevalentemente vegetariana, propria delle popolazioni del neolitico, fece sì che, per poterla digerire al meglio, il semplice apparato digerente dei cacciatori dovette adattarsi. Inoltre, dato che le zone erano densamente popolate, per poter sopravvivere gli agricoltori dovevano essere particolarmente resistenti contro le infezioni. I geni del gruppo sanguigno A arrivarono infine in Europa attraverso l'Asia e il vicino Oriente e, a poco a poco, l'apparato digerente perse la capacità di digerire la carne.
Il gruppo sanguigno A è quello più diffuso tra gli

abitanti dell'Europa occidentale. Dal 43 al 45% dei tedeschi hanno questo gruppo sanguigno. La caratteristica fondamentale che queste persone hanno ereditato dai loro progenitori è la buona tolleranza dell'alimentazione prevalentemente vegetale, nonché il loro sviluppato spirito di solidarietà.

Gruppo sanguigno B – gli onnivori (o quasi)

Il gruppo sanguigno B si è sviluppato più o meno tra il 15.000 e il 10.000 a.C. tra i monti dell'Himalaya occidentale. Gli uomini si erano spostati dall'Africa orientale all'Europa, all'Asia e all'America del nord, centrale e del sud. In quest'epoca il gruppo sanguigno B era, per esempio, tipico degli uomini che vivevano nell'Asia sudorientale e nelle steppe euroasiatiche.
La loro alimentazione era riconducibile all'allevamento del bestiame e i latticini e i prodotti agricoli erano particolarmente importanti. In generale, il gruppo sanguigno B viene messo in relazione con le culture che mangiavano grandi quantità di prodotti caseari fermentati.
Quando i mongoli si inoltrarono in Asia, si formarono due gruppi distinti con sangue di tipo B. Un gruppo sedentario si insediò nella parte a sud e a est del continente ed era orientato prevalentemente all'agricoltura. Il gruppo nomade e guerrigliero si spinse invece fino all'Europa dell'est.
Le conseguenze di tutto ciò sono visibili ancora oggi: se si fa un paragone con i vicini occidentali, in Germania e in Austria un numero sorprendente di persone, ossia uno su dieci, ha gruppo sanguigno B.
I portatori del gruppo sanguigno B hanno ereditato dai loro antenati una particolare capacità di adattamento alle varie condizioni di vita.

Gruppo sanguigno AB – i moderni buongustai

Il gruppo sanguigno AB è quello più giovane ed è anche il più raro. Solo il 5% della popolazione ha questo gruppo sanguigno, la cui origine risale ad appena 1.000-1.200 anni fa. Il gruppo AB è il risultato del miscuglio delle due stirpi di popolazione con gruppo sanguigno A e B, per esempio dei caucasici con gruppo A e dei mongoli con gruppo B.
Il sistema immunitario di chi appartiene al gruppo sanguigno AB ha particolari caratteristiche ed è in grado di creare speciali anticorpi contro gli agenti batterici. Di conseguenza, le allergie e determinate malattie del sistema immunitario insorgono più raramente in queste persone. Per contro, gli scienziati hanno scoperto che sono più predisposti a determinati tipi di tumore. Anche l'apparato digerente è piuttosto sensibile.
D'Adamo, lo studioso americano dei gruppi sanguigni, considera le persone che hanno questo gruppo sanguigno i "delicati discendenti di un raro collegamento tra i tolleranti uomini con gruppo sanguigno A e gli originariamente barbari, ma equilibrati tipi B". Dato che in questi uomini dei tempi moderni si combinano le caratteristiche del gruppo A e quelle del gruppo B, per loro va bene un'alimentazione varia ed equilibrata.

Determinate sostanze alimentari attaccano il sangue

Naturalmente la ricostruzione della formazione dei nostri gruppi sanguigni è solo un piccolo elemento

che si va ad incastonare nel puzzle complessivo. In ogni modo, ci aiuta a farci un'idea di quali alimenti risultano più tollerabili a seconda del gruppo sanguigno, in quanto l'organismo vi è abituato da un periodo di tempo incredibilmente lungo.
Gli esperti di nutrizione e i ricercatori che si sono dedicati allo studio dei gruppi sanguigni hanno inoltre analizzato, nel corso di lunghe complesse indagini, delle reazioni biochimiche volte a scoprire per quale ragione lo stesso alimento non viene tollerato in modo uguale da persone con gruppo sanguigno differente. Ebbene, sono pervenuti a un risultato assolutamente sorprendente: ciò dipende da determinate proteine contenute negli alimenti, che somigliano come gocce d'acqua alle specifiche sostanze immunologiche dei gruppi sanguigni. E questo significa che, nel momento in cui mangiamo un alimento che non corrisponde al nostro gruppo sanguigno, le nostre difese immunitarie si preparano già a combattere i corpi estranei.

Che importanza ha il fattore Rhesus o Rh

Per fare la scelta alimentare più corretta il fattore Rhesus, o fattore Rh, del sangue è irrilevante (circa l'85% delle persone è Rh-positivo e solo il 15% Rh-negativo). Nella dieta secondo il gruppo sanguigno il fattore Rh ha un ruolo insignificante perché, come spiega il dottor D'Adamo, il 90% di tutti i fattori che determinano il gruppo sanguigno sono collegati al gruppo sanguigno primario, ossia 0, A, B oppure AB. I fattori Rh diventano tuttavia estremamente importanti come anticorpi contenuti nel sangue quando si tratta di effettuare una profilassi per incompatibilità materno-fetale o quando si devono effettuare delle ricerche sulla paternità.

Cosa accade quando il sangue crea degli anticorpi

Quanto più le caratteristiche del sangue del donatore e del ricevente concordano, tanto meno saranno da temere complicazioni in caso di trasfusione.

È noto che il sangue di gruppi diversi non può essere scambiato a piacere. Dato che i gruppi sanguigni creano specifici anticorpi (sostanze proteiche) per combattersi a vicenda, in caso di trasfusioni, l'organismo accetta il sangue estraneo solo se i gruppi sanguigni del ricevente e del donatore sono compatibili. Altrimenti può avere luogo una reazione di rigetto che, in alcuni casi, potrebbe avere un esito addirittura mortale.
In caso di bisogno, solo il sangue del gruppo sanguigno "universale" 0 può essere trasfuso a persone che hanno un altro gruppo sanguigno. Tuttavia, chi ha gruppo sanguigno 0, può ricevere solamente sangue del gruppo 0. Per contro, le persone con gruppo sanguigno AB possono ricevere sangue di tutti gli altri gruppi. In ogni caso, la prassi attuale prevede che, quando si effettua una trasfusione di sangue, si trasfonda solo sangue dello stesso gruppo sanguigno.

Ogni gruppo sanguigno ha la propria truppa difensiva

Gli antigeni sono sostanze che possono provocare la creazione di particolari anticorpi nel sangue.

Le caratteristiche tipiche e immodificabili che riceviamo in eredità con il gruppo sanguigno si trovano soprattutto nella membrana dei globuli rossi (eritrociti). Il sistema difensivo del corpo sfrutta queste caratteristiche chimiche (antigeni) per riconoscere gli intrusi e creare a scopo difensivo particolari sostanze immunitarie, i cosiddetti anticorpi. Questi anticorpi sono in grado di attaccarsi agli antigeni estranei, di marcarli e, infine, di annientarli. Le sostanze difensive contenute nel sangue possono però anche rendere solamente innocui gli intrusi (per esempio i batteri, i virus, i parassiti o le cellule) incollandosi ad essi in modo tale da farli precipitare o, come si dice in medicina, "agglutinare" e rendendoli così incapaci di agire. Dato che i gruppi sanguigni creano anticorpi anche contro gli altri gruppi sanguigni, se due gruppi sanguigni differenti vengono in contatto, può avere luogo lo stesso tipo di reazione difensiva.

Gli anticorpi dei gruppi sanguigni sono sostanze difensive contenute nel sangue che scendono in campo per combattere le proteine estranee.

Tuttavia, gli anticorpi del sangue hanno una particolarità: mentre nella maggior parte dei casi il sistema immunitario crea gli anticorpi solo quando questi servono per la difesa, per esempio nel caso di un'infezione o di una vaccinazione, gli anticorpi del sangue ci vengono dati, per così dire, già nella culla. E poi ci vogliono ancora più o meno quattro mesi affinché il loro numero si avvicini a quello della truppa difensiva al completo.

Di che cosa sono capaci le fedeli lectine delle proteine

Il fatto che un gruppo sanguigno produca anticorpi contro gli altri gruppi sanguigni è noto solo da un centinaio di anni. Nel frattempo gli scienziati hanno effettuato un'altra scoperta sensazionale, che conferma il fatto che esiste realmente una relazione tra alimentazione e gruppo sanguigno: anche determinate sostanze contenute negli alimenti possono far precipitare (agglutinare) le cellule di determinati gruppi sanguigni – e portare quindi a una reazione di rigetto.

Responsabili di questa reazione di rigetto sono le lectine, particolari proteine che, per loro natura, hanno il compito di collegarsi con altri organismi.

Sono come "super colle" che vengono usate dal sistema immunitario, ma anche dai batteri, dai virus e dai parassiti, per attaccarsi ad altri organismi viventi. Le lectine hanno principalmente due effetti: servono, per esempio, nel coledoco (condotto preposto al versamento della bile nel duodeno) e sulla superficie del fegato, dove collaborano ad immobilizzare gli agenti patogeni. D'altro canto, nuociono all'organismo quando vengono impiegate, per esempio dai virus o dai batteri, contro un determinato gruppo sanguigno.

Le caratteristiche dei gruppi sanguigni
Il nome del gruppo sanguigno si riferisce ai relativi antigeni: i globuli rossi del gruppo sanguigno A hanno antigeni A, quelli del gruppo sanguigno B antigeni B e quelli del gruppo sanguigno AB antigeni AB. Il gruppo sanguigno 0 non ha antigeni. Per questo motivo il sangue di tipo 0 viene detto "universale" e può essere trasfuso anche a persone che hanno un gruppo sanguigno diverso.
Per quanto riguarda gli anticorpi, il sangue di tipo A contiene anticorpi B e il sangue di tipo B anticorpi A. Il sangue di tipo 0 contiene anticorpi A e B, mentre il gruppo AB non ha anticorpi.

Tuttavia, a noi interessano soprattutto le lectine che arrivano nel corpo attraverso il cibo e che non tollerano alcuni tipi di sangue. Una volta che queste sostanze proteiche entrano nella circolazione sanguigna, iniziano a svolgere immediatamente il loro lavoro. Si dedicano a un organo o addirittura a un intero sistema di organi, come per esempio i reni, il fegato, il cervello o lo stomaco, per agglutinare e distruggere sul posto le cellule del sangue; proprio come se si trattasse di distruggere un intruso. Dato che le stesse lectine risparmiano le cellule degli altri gruppi sanguigni, gli esperti hanno ipotizzato che lo stesso alimento serva alle cellule di un determinato gruppo sanguigno e danneggi invece quelle di un altro tipo di sangue. Tra l'altro, le agglutinazioni fanno sì che l'assunzione e la trasformazione degli alimenti non avvenga senza problemi. Le conseguenze evidenti di un metabolismo danneggiato sono per esempio gli inestetici depositi di grasso e la ritenzione idrica (edema). E queste sono ancora le cause meno gravi. In ultima analisi, anche le infiammazioni della mucosa intestinale, le malattie del fegato o la debolezza renale possono essere ricondotte all'azione delle lectine.

Le lectine aiutano a identificare le malattie
Determinate lectine degli alimenti stimolano i globuli bianchi a moltiplicarsi. Si attaccano come un parassita a una cellula e costringono per esempio i linfociti del sistema immunitario a dividersi. La proprietà immunostimolante dei cosiddetti mitogeni da pokeweed, lectine della Phytolacca americana, viene utilizzata da tempo dai medici nella diagnostica e nella ricerca immunologica.

Una caratteristica delle lectine è rendere il latte indigesto al gruppo sanguigno A

Un esempio tipico di come le lectine contenute negli alimenti mobilitino gli antigeni dei gruppi sanguigni è il latte, che ha caratteristiche simili a quelle del sangue di tipo B. Quando una persona con sangue di tipo A beve latte, ha immediatamente inizio l'ag-

glutinazione, poiché l'organismo cerca di sbarazzarsi di questo alimento – un caso classico di intolleranza alimentare.
Dato che i succhi gastrici non possono neutralizzare questa "super colla", le lectine contenute nel latte riescono a passare indenni nello stomaco, raggiungendo probabilmente la circolazione sanguigna direttamente attraverso la mucosa del tratto dello stomaco e dell'intestino o con i componenti digeriti del latte e spostandosi poi da lì per stabilirsi in qualche parte del corpo.

Una quantità infinitesimale può fare dei grossi danni

Anche se la maggior parte dei danni va attribuita solo a una piccola parte delle lectine, una quantità infinitesimale è sufficiente per danneggiare un numero enorme di cellule, soprattutto se si tratta di lectine che sono dannose per un determinato gruppo sanguigno. Presumibilmente questo dipende dal fatto che una molecola di lectina è in grado, per mezzo di un cosiddetto ponte di lectine, di collegare contemporaneamente tra loro più globuli del sangue.
Circa il 5% delle lectine che assumiamo tramite il cibo riesce a sfuggire al meccanismo di difesa dell'organismo e raggiunge il flusso sanguigno, dove viene in contatto con i globuli rossi e i globuli bianchi (eritrociti e leucociti), distruggendoli. Nell'apparato digerente le lectine provocano una forte irritazione della mucosa.
Spesso neanche il tessuto nervoso viene risparmiato dal loro attacco.

L'esame delle urine mostra quale alimento non giova all'organismo

Per evidenziare l'intolleranza agli alimenti, i medici ricorrono a un semplice esame delle urine: grazie al test all'indaco carminio si può misurare il grado di putrefazione intestinale. Quando il fegato e l'intestino metabolizzano le proteine in modo incompleto, si formano delle sostanze velenose, i cosiddetti indoli. Più queste sostanze sono presenti nell'urina, più il colore blu assunto dall'urina durante il test sarà intenso. Il test all'indaco carminio consente di stabilire se un alimento ha un effetto "velenoso" per l'organismo. Ciò che è sbalorditivo in questo esame delle urine è che, in diverse persone, lo stesso alimento fornisce risultati totalmente diversi. Per esempio, mentre in un caso, dopo aver consumato una torta preparata con farina di frumento integrale, nell'urina non è individuabile alcuna traccia di indaco, nelle persone con gruppo sanguigno 0 l'esame evidenzia un contenuto elevatissimo di sostanza velenosa, come se avessero mangiato novanta porzioni di torta.

Come cavarsela con le lectine tollerate

Se fino ad ora non avete sopportato bene alcuni alimenti, è possibile che già dopo due settimane di dieta secondo il gruppo sanguigno l'esame delle urine segnali una modificazione positiva.

Nonostante queste reazioni in parte massicce dell'organismo, non è necessario né possibile eliminare tutti gli alimenti che contengono lectine. Sia che si mangino verdure o cereali, pesce o legumi, le lectine sono presenti in grande quantità. E, d'altra parte, alcune di esse hanno anche i loro lati positivi. Si pensi per esempio alle lectine nominate all'inizio, che svolgono il loro utile lavoro nel coledoco.
L'importante è rivolgere l'attenzione agli alimenti le cui lectine non sono tollerate dal proprio gruppo sanguigno ed evitarli. Per esempio, se si ha gruppo

sanguigno 0, è meglio non mangiare i derivati del grano e del frumento, poiché nel glutine in essi contenuto sono presenti lectine che, nelle persone con gruppo sanguigno 0, possono irritare molto l'intestino tenue. Per quanto riguarda i fagioli di Lima, essi agglutinano solo il sangue di tipo A, mentre risparmiano il tipo B o lo 0. Anche i pomodori, le melanzane e le patate sono alimenti "difficili". Si suppone addirittura che le lectine contenute in queste Solanacee siano responsabili di alcuni disturbi articolari come l'artrite reumatoide.

Capitolo 2
Come funziona la dieta secondo il gruppo sanguigno

Tutto dipende dalla scelta giusta

Con la dieta secondo il gruppo sanguigno è facile alimentarsi in modo sano e si raggiungerà sicuramente il proprio peso ideale. Questa dieta non richiede di calcolare le calorie, né di pesare al grammo tutto quello che si mangia e non è nemmeno necessario stravolgere dall'oggi al domani le proprie abitudini e preferenze alimentari. È molto più semplice: basta scegliere per il proprio programma alimentare gli alimenti vantaggiosi che, a seconda del proprio gruppo sanguigno, sono particolarmente ben tollerati dall'organismo, e combinarli a piacere con gli alimenti neutri preferiti. In questo modo si può essere assolutamente sicuri che l'apparato digerente riuscirà a cavarsela bene con i cibi scelti. Ci si può fidare: il gruppo sanguigno è come una bussola biologica, che mostra la direzione corretta.

Il gusto non va trascurato

Nelle pagine seguenti sono riportati tutti gli alimenti, i vegetali e le bevande che sono tollerati partico-

larmente bene dalle persone che hanno, rispettivamente, gruppo sanguigno 0, A, B o AB – oppure quelli che devono essere assolutamente eliminati dalla propria dieta.
Nella dieta secondo il gruppo sanguigno ci sono tre categorie di alimenti: "vantaggioso", "neutro" e "da evitare". In generale, vale la seguente regola: gli alimenti vantaggiosi hanno effetti terapeutici, gli alimenti neutri fungono sostanzialmente da nutrimento, mentre gli alimenti da evitare – in "dosi elevate" – sono dei veri e propri veleni per il corpo.
Consultando le tabelle riportate nelle pagine seguenti potete individuare gli alimenti più adatti al vostro organismo e utilizzarli per preparare i vostri pasti quotidiani. Per ogni gruppo sanguigno potete trovare le tabelle relative alle seguenti tipologie alimentari:

- Carne e pollame
- Pesce, crostacei e frutti di mare
- Latticini, formaggio e uova
- Oli e grassi
- Noci, semi e gherigli
- Fagioli e legumi
- Cereali, paste alimentari e paste lievitate
- Verdura
- Frutta
- Succhi di frutta e di verdura
- Erbe aromatiche e spezie
- Tè alle erbe e infusi
- Bevande

(All'interno delle tabelle gli alimenti sono elencati in ordine alfabetico.)
Per ogni gruppo sanguigno vengono raccomandati complessivamente più o meno 300 alimenti. La scelta è quindi ampia e comprende sicuramente qualche alimento a voi gradito. Se il vostro cibo preferito si

La nostra alimentazione dovrebbe essere ricca di sostanze vitali, ossia il più naturale possibile.

trova nella categoria "vantaggioso", non potete che esserne felici. Se si trova nella categoria "neutro", va bene lo stesso. Gli alimenti vantaggiosi e neutri completano i pasti in modo tale da fornire tutte le sostanze vitali importanti e sono talmente vari che anche il gusto è rispettato. Naturalmente dovreste cercare di mangiare soprattutto gli alimenti classificati come vantaggiosi.

Le raccomandazioni della dieta secondo il gruppo sanguigno si basano sul programma di alimentazione sviluppato dal medico americano Peter D'Adamo. Egli ha recentemente riassunto le proprie idee rivoluzionarie (insieme alla coautrice Catherine Withney) nel libro *Eat Right 4 Your Type: Four Blood Types, Four Diets*[1].

Tra gli alimenti che il dottor D'Adamo ha testato nel corso di molti anni se ne trovano alcuni, anche se pochi, che in Europa vengono messi in tavola assai raramente (come per esempio le patate dolci). Alcune spezie possono essere acquistate solo nei negozi specializzati o nelle erboristerie (come gli estratti di alga, il tamarindo o la farina di maranta). Potete però dare lo stesso un'occhiata ai menu che vengono proposti nel terzo capitolo – e vedrete che forse sono proprio gli ingredienti meno utilizzati quelli che si armonizzano meglio con i vari cibi.

Avvicinatevi lentamente al vostro peso ideale

Prima di iniziare con la dieta secondo il gruppo sanguigno, bisogna tenere presente che non si deve cer-

[1] In questo libro, oltre che dell'alimentazione, il dottor D'Adamo si occupa anche delle relazioni esistenti tra i vari gruppi sanguigni e lo stile di vita, la salute, le malattie.

La dieta secondo il gruppo sanguigno consente di raggiungere lo stato ottimale dal punto di vista fisico e mentale.

care di dimagrire troppo in fretta. Che la fretta sia nemica di qualsiasi dieta dimagrante non certo è una novità. Infatti, se la diminuzione di peso è così rapida che il sistema immunitario non riesce a tenere il passo, alla fine non si ottiene nulla. Dopotutto, chi vuole perdere insieme ai chili di troppo anche la capacità di reagire alle infezioni? Non vi dovete quindi limitare solo agli alimenti che vengono valutati come molto sani, perché altrimenti vi verranno a mancare alcune sostanze nutritive importanti di cui l'organismo ha bisogno per mantenersi sano e in forma. In definitiva, lo scopo dichiarato della dieta secondo il gruppo sanguigno è quello di raggiungere uno stato ottimale sia dal punto di vista fisico sia dal punto di vista mentale. Il fatto che, così facendo, si perderanno anche i chili di troppo, è solo un "effetto secondario" assolutamente naturale, e altrettanto gradito.

Via libera alla sperimentazione

Un'altra cosa importante è che l'alimentazione basata in modo mirato sul proprio metabolismo mette in moto alcuni meccanismi del corpo e ripristina, tra l'altro, le naturali funzioni protettive del sistema immunitario. Stimola l'azione digestiva e intestinale, aumenta l'attività degli organi che prendono parte al metabolismo, come il fegato, la bile, i reni e il pancreas. Di conseguenza, l'organismo cercherà di liberarsi delle sostanze di rifiuto del metabolismo e di ripulire il sangue delle pericolose "super colle" (le lectine). Tutto questo è un lavoro duro per il corpo e, a seconda del gruppo sanguigno, ciò sarà più o meno evidente, per esempio attraverso una digestione difficoltosa. Anche per questo vale ancora una volta il consiglio: meglio usare prima la carota del basto-

ne. Se i cambiamenti alimentari vengono adottati di colpo, ciò non porta a nulla, perché il corpo non riesce a recuperare immediatamente il ritardo accumulato. È quindi meglio sperimentare un poco nel corso delle prime settimane, in modo da individuare al meglio la combinazione di alimenti preferita.
Iniziate semplicemente ad inserire nel vostro regime alimentare gli alimenti appartenenti alla categoria "vantaggioso" , anche se finora li avete messi in tavola solo raramente o addirittura mai. Questo vale soprattutto se, fino ad ora, la vostra alimentazione è stata composta solo da determinati cibi scelti esclusivamente in base ai gusti o all'abitudine.
Se all'inizio vi limiterete ad arricchire i vostri pasti con gli alimenti contenuti nella categoria "neutro", vi risulterà più facile abbandonare le vecchie abitudini. Dall'elenco degli alimenti neutri dovete però prima eliminare quelli che, per esperienza personale, sapete che vi fanno ingrassare o che, per altri motivi, vi creano disturbi. L'importante è dare al corpo abbastanza tempo per sviluppare una preferenza nei confronti dei cibi che fanno bene.
Infine, ancora una cosa: possono avere peso, nel vero senso della parola, anche le vitamine, le sostanze minerali, gli oligoelementi e la altre sostanze biologiche che vengono assunte a parte e non attraverso i cibi. Comunque, questi integratori alimentari non devono mai essere presi in modo acritico, poiché possono portare confusione nell'equilibrio biologico. Vengono anche tollerati in modo differente a seconda del gruppo sanguigno di appartenenza. Fanno parte di questa tipologia anche i preparati fitoterapici, ossia i medicamenti ricavati dalle piante, che si possono trovare in commercio sotto varie forme (per esempio infusi, gocce, pastiglie).
Se non siete sicuri se, in questo momento, la dieta secondo il gruppo sanguigno sia adatta a voi, con-

sultate il vostro medico. Ciò vale naturalmente anche nel caso in cui, nel corso della dieta, vi rendiate conto che dal punto di vista della salute le cose non vanno come dovrebbero.

Conoscete il vostro gruppo sanguigno?
Per scoprire qual è il vostro gruppo sanguigno potete:

- *Controllare nel libretto delle vaccinazioni, dove dovrebbe essere riportato anche il gruppo sanguigno.*
- *Domandare al vostro medico di fiducia, poiché il gruppo sanguigno viene riportato generalmente nel fascicolo personale del paziente.*
- *Far determinare il gruppo sanguigno dal medico: vi verrà prelevata qualche goccia di sangue. Questo esame va pagato di tasca propria, a meno che non sia giustificato da una ragione medica. Se non vi rivolgete direttamente a un centro d'analisi è anche possibile che il medico richieda la propria parcella. Nel dubbio, informatevi prima del costo dell'esame.*
- *Una buona opportunità per conoscere il proprio gruppo sanguigno consiste nel fare un check-up completo. Chi ha 35 anni e usufruisce di un'assicurazione contro le malattie, deve effettuare questo esame ogni due anni. In tal caso, potete chiedere di aggiungere agli altri esami del sangue l'accertamento del gruppo sanguigno.*
- *Un'altra possibilità consiste nel donare il sangue. In questo modo prendete, per così dire, due piccioni con una fava: fate un'opera buona e venite informati gratuitamente del vostro gruppo sanguigno.*

Gruppo sanguigno 0

Informazioni fondamentali

Discendenza: cacciatori e raccoglitori.
Apparato digerente: piuttosto robusto. Produce acido gastrico in abbondanza (importante per digerire la carne). Tollera male i prodotti derivati dai cereali, come il pane e il germe di frumento, e i latticini.
Sistema immunitario: estremamente attivo, reagisce immediatamente ed è molto sensibile ai nuovi influssi e ai cambiamenti.
Si raccomandano: carne, pollame e pesci marini come l'aringa, il merluzzo e lo sgombro.

Se si tratta di una questione di linea...

...dovreste mangiare solo raramente cereali, pane, fagioli e legumi. Soprattutto il germe di frumento e i prodotti a base di frumento integrale non sono ideali per il sangue di tipo 0. Contengono infatti troppe lectine del glutine, che ostacolano il metabolismo dell'insulina. Le calorie possono bruciare solo a fiamma minima e non viene liberata abbastanza energia. Per esempio, le lectine contenute nelle lenticchie e nei fagioli si depositano nel tessuto muscolare, che reagisce in modo basico, ma affinché i muscoli possano funzionare bene, nel sangue di tipo 0, l'equilibrio acido-basico dovrebbe tendere invece a una lieve acidità. Tra l'altro, questo fa sì che le calorie brucino più rapidamente. Ovviamente questo vale solo per le persone che hanno gruppo sanguigno 0!

Chi ha problemi di linea, tende alla ritenzione idrica, soffre di crampi muscolari o si stanca facilmente e non riesce a concentrarsi, probabilmente, senza saperlo, ha anche problemi alla tiroide, che non produce abbastanza ormoni. In medicina questa ipofunzione tiroidea viene detta ipotiroidismo, ed è una manifestazione che gli esperti del sangue hanno osservato particolarmente spesso nelle persone con gruppo sanguigno 0.

Ingrassanti del gruppo sanguigno 0: cavolfiore, fagiolini, lenticchie , mais, cavolini di Bruxelles, cavolo rosso, fagioli bianchi, cavolo bianco, frumento
Dimagranti del gruppo sanguigno 0: alghe, broccoli, pesce e frutti di mare, verdura a foglia verde, carne rossa (agnello, bue, cacciagione; interiora: fegato), spinaci

L'alimentazione ideale del gruppo sanguigno 0

CARNE E POLLAME		
VANTAGGIOSO	**NEUTRO**	**DA EVITARE**
Agnello	Anatra	Maiale
Bufalo	Coniglio	Oca
Cacciagione (cervo, capriolo)	Fagiano	Pancetta
Interiora: cuore, fegato	Pollo	Prosciutto
Manzo	Quaglia	Speck
Montone	Starna	
Vitello	Tacchino	

Cosa dovreste sapere a proposito di carne e pollame

Comprate preferibilmente carne di animali che non siano stati allevati con anabolizzanti, foraggi concentrati o mangimi importati.

- Concedetevi più spesso carne, ma solo in piccole porzioni (circa 100 grammi a pasto, non di più). Potete però mangiare la carne spesso, anche cinque o sei volte alla settimana.
- Piuttosto che riempire il piatto con troppi carboidrati come pane o patate, mangiate la carne accompagnata dai tipi di frutta e di verdura che si trovano nelle categorie "vantaggioso" o "neutro". La frutta e la verdura tengono bene in scacco gli acidi gastrici e impediscono alla mucosa gastrica una reazione di irritazione per le eccessive proteine animali.
- Anche se le proteine animali sono molto preziose dal punto di vista biologico, oggi il "bottino di caccia" è spesso arricchito con ormoni e antibiotici. Cercate pertanto di mangiare solo carne di animali foraggiati con mangimi naturali e senza l'aiuto di anabolizzanti artificiali.
- Chi teme, in seguito al consumo di carne, di aumentare troppo il livello dei grassi dannosi nel sangue che, come è noto, possono costituire un grosso problema per il cuore e le arterie, può stare tranquillo. Infatti, secondo gli esperti, non sono gli acidi grassi saturi, che assumiamo inevitabilmente con la carne, a creare problemi. I reali responsabili dell'aumento del livello d'insulina sono i carboidrati complessi a catena lunga, che si trovano per esempio in determinati tipi di pane di frumento. Se si assumono questi alimenti, l'organismo carica ulteriore grasso nei tessuti e i valori dei grassi nel sangue vengono alterati.

- Secondo l'esperienza del dottor D'Adamo il fegato è un alimento particolarmente indicato per le persone con gruppo sanguigno 0 e aiuta anche dal punto di vista della linea. Ricordate, però, che il fegato (e anche i reni) sono organi che operano come dei veri e propri filtri che eliminano le sostanze dannose. Mangiate pertanto il fegato e le altre interiora (cuore, timo, cervello, polmone, lingua) esclusivamente di animali giovani, il cui organismo non può aver ancora accumulato troppi residui.

Cosa dovreste sapere a proposito di pesce, crostacei e frutti di mare

- Il pesce è l'alimento ideale per le persone che hanno gruppo sanguigno 0. Soprattutto i pesci di mare, con il loro prezioso olio, sono una magnifica fonte di vitamina K che, quando occorre (per esempio in caso di una ferita cutanea), fa coagulare il sangue. Questa è un'importante opportunità per le persone con gruppo sanguigno 0, poiché sono spesso carenti di determinate sostanze coagulanti – come del resto i primi uomini della preistoria, da cui discende questo gruppo sanguigno.
- Arricchite l'alimentazione con frutti di mare come ostriche, cozze, vongole e granchi. Dello iodio che contengono trae vantaggio la tiroide lievemente incostante caratteristica del sangue di tipo 0.
- Il salmone, se affumicato, non fa più parte dei pesci adatti per la salute. Anche l'aringa sotto sale oppure marinata ricade nella categoria "da evitare".

PESCE, CROSTACEI E FRUTTI DI MARE

VANTAGGIOSO	NEUTRO		DA EVITARE
Alosa	Abalone	Pagello	Barracuda (luccio di mare)
Aringa	Acciuga	Passera	Caviale
Coregone	Anguilla	Persico sole	Chiocciole di mare
Dentice	Carpa	Pescecane	Pesce gatto
Dentice rosso	Conchiglie	Pesce vela	Polpo
Halibut	Cozze	Rana pescatrice	
Luccio	Eglefino	Sebastes (calamaro)	
Merluzzo	Gamberetti	Serranide	
Nasello	Gamberi di fiume	Sperlano	
Pesce persico blu	Gamberi di mare	Tonno	
Pesce persico di fiume	Granchi	Trota salmonata	
Pesce spada	Granchi di fiume	Vongole	
Salmone (non affumicato)	Lumache		
Sardina	Muscoli		
Sgombro	Ostriche		
Sogliola			
Storione			
Trota arcobaleno			

Cosa dovreste sapere a proposito di latticini, formaggio e uova

- Il latte non andrebbe affatto consumato, o per lo meno non spesso. Pur essendo un prodotto di origine animale, il latte non è ben tollerato dalle persone con gruppo sanguigno 0. Il motivo di ciò consiste nel fatto che, storicamente, l'apparato digerente umano ha avuto a che fare con i latticini solo in tempi piuttosto recenti (v. pag. 14).
- Potete sostituire i latticini tradizionali con latte di soia e formaggio di soia (tofu). Queste sono le alternative ricche di proteine ai derivati del latte

animale (per questo motivo sono riportate anche nella tabella) che non affaticano troppo il metabolismo.

- Dato che, come apportatori di calcio, i latticini non sono adatti per chi ha sangue di tipo 0, è indispensabile che soddisfiate in altro modo il fabbisogno di calcio del vostro organismo. Delle valide fonti naturali di calcio sono le alghe, i broccoli, le carote, le mandorle, il sesamo, i semi di girasole, i prodotti della soia e le sardine.
- Di tanto in tanto per completare il menu potete ricorrere anche a un uovo – sempre che vi piaccia e che lo troviate digeribile.

LATTICINI, FORMAGGIO E UOVA

NEUTRO	DA EVITARE	
Burro	Brie	Gruyère
Formaggio di capra	Camambert	Jarlsberg
Formaggio di pecora (feta)	Cheddar	Kefir
Formaggio di soia (tofu)	Edam	Latte di capra
Latte di soia	Emmenthal	Latte intero
Mozzarella	Farmer cheese (formaggio fresco a pasta grossa)	Latte magro
Uova	Formaggi erborinati (gorgonzola, ...)	Latticello
	Formaggio fuso	Monterey Jack
	Formaggio fresco doppia panna	Munster
	Formaggio svizzero	Neufchâtel
	Gelato	Parmigiano
	Gouda	Provolone
		Ricotta
		Siero del latte
		Yogurt (magro e intero)

Cosa dovreste sapere a proposito di oli e grassi

- Preferite gli oli vegetali, poiché contengono importanti acidi grassi insaturi, che l'uomo non è in grado di produrre da sé. Il carnivoro del gruppo sanguigno 0 ne ha bisogno soprattutto a causa degli effetti positivi che hanno sui livelli troppo elevati di grassi nel sangue (colesterolo e trigliceridi), che possono danneggiare il cuore e le arterie.

- Potete mangiare liberamente la maionese, in cui si nasconde relativamente tanto grasso, ma senza esagerare se tenete alla linea. Il suo effetto è neutro, come quello delle salse per l'insalata povere di grassi, purché siano composte da ingredienti vantaggiosi o almeno neutri.

- Ricordatevi la nota regola culinaria: gli oli spremuti a freddo non vanno scaldati troppo, altrimenti i preziosi acidi grassi e le vitamine vengono distrutti.

OLI E GRASSI

VANTAGGIOSO	NEUTRO	DA EVITARE
Olio di oliva	Burro	Grasso di cocco
Olio di semi di lino	Olio di colza	Olio di arachidi
	Olio di fegato di merluzzo	Olio di cartamo
	Olio di sesamo	Olio di semi di mais

Cosa dovreste sapere a proposito di noci, semi e gherigli

NOCI, SEMI E GHERIGLI

VANTAGGIOSO	NEUTRO	DA EVITARE
Noci Semi di zucca	Castagne (marroni) Macadamia Mandorle Nocciole Nocciole Hickory Pecano Pinoli Semi di girasole Semi di sesamo (anche pasta di sesamo, tahini)	Arachidi (anche burro di arachidi) Noce brasiliana Noce di cocco Pistacchi Semi di papavero Semi di tamarindo

- Anche se le proteine vegetali contenute nelle noci e nei semi sono fondamentali per l'organismo, non dovete soddisfare il vostro fabbisogno proteico ricorrendo solo a questo gruppo alimentare. Per chi ha sangue di tipo 0 le fonti energetiche migliori sono infatti la carne e il pollame.
- Non sgranocchiate troppo spesso le grasse noccioline e non mettete troppi semi nell'insalata. Non solo perché il contenuto calorico è elevato, ma anche perché le noci, i semi e i gherigli sono piuttosto difficili da digerire.

Cosa dovreste sapere a proposito di fagioli e legumi

FAGIOLI E LEGUMI		
VANTAGGIOSO	**NEUTRO**	**DA EVITARE**
Fagioli aduki	Cannellini	Fagioli
Fagioli azuki	Ceci	Lenticchie rosse
Fagioli dell'occhio	Fagioli bianchi	Lenticchie marroni
Fagioli pinto	Fagioli del Kenia	Lenticchie verdi
	Fagioli di Lima	
	Fagioli di soia (rossi)	
	Fagioli neri	
	Fagioli novelli	
	Fagioli principessa	
	Fagioli rampicanti	
	Fagioli rossi	
	Fagioli verdi	
	Fave	
	Pisellini dolci	
	Piselli verdi	

- Di tanto in tanto potete mangiare i fagioli, in modeste quantità, come contorno. Dovete però fare attenzione: a parte i quattro tipi vantaggiosi, negli altri fagioli e legumi sono contenute molte lectine che alterano l'equilibrio acido-basico dei muscoli.
  Questo vale anche per le arachidi e il tamarindo che, dal punto di vista botanico, sono dei legumi (v. tabella Noci, semi e gherigli).
  Vale la pena di ripetere che le persone con gruppo sanguigno 0 sono più efficienti se il loro tessuto muscolare è leggermente acido.
- Provate a introdurre nella vostra dieta i tipi di fagioli consigliati. Essi hanno una peculiarità: sti-

Gli azuki – un tipo di fagioli di soia rossi – non sono solo facilmente digeribili, ma hanno anche un elevato valore nutritivo e vitale.

molano la digestione e impediscono la formazione delle ulcere gastriche e intestinali che, a causa della forte secrezione di acidi gastrici, affliggono spesso le persone con gruppo sanguigno 0.

Cosa dovreste sapere a proposito di cereali, paste alimentari e paste lievitate

- Per i cereali vale quanto è stato detto per i latticini: non sono indispensabili e possono essere sostituiti da altri alimenti. Se però alla vostra tavola avete ospiti con gruppo sanguigno A, potete renderli felici con una cena a base di frumento. Infatti, mentre i cereali creano problemi al metabolismo di chi ha sangue di tipo 0, sono molto indicati per l'apparato digerente delle persone con gruppo sanguigno A.
- Se avete sangue di tipo 0, il frumento è particolarmente sconsigliato. E non serve nemmeno separare la pula dal chicco di grano. È quindi meglio che eliminiate del tutto i cereali dal vostro regime alimentare.
- Attenzione: dovete dimenticare anche l'apparentemente sano sostituto del caffè, ossia il caffè d'orzo.
- Se all'inizio vi riesce difficile rinunciare del tutto al pane, potete mangiare i tipi di pane neutri che non danno problemi di digestione.

Un'alternativa reale: spelta invece di frumento. La spelta è una forma di frumento selvatico altamente digeribile.

- Da alcune ricerche americane è emerso che un particolare tipo di pane è molto salutare per chi ha sangue di tipo 0: si tratta del pane ai germogli di grano. Appena i germogli di grano iniziano ad agire, assottigliano le lectine del glutine. Cercatelo nei negozi specializzati in prodotti biologici.

CEREALI, PASTE ALIMENTARI E PASTE LIEVITATE	
NEUTRO	**DA EVITARE**
Amaranto Farina d'orzo Grano saraceno: – farina di grano saraceno – Kasha (grano saraceno tostato) – pane di grano saraceno Pane ai germogli di grano Pane alla soia Pane croccante di segale Pane di miglio Pane privo di glutine Quinoa Riso: – cialde di riso – crusca di riso – riso basmati – riso bianco – riso comune – riso selvatico – riso soffiato Segale: – farina di segale – pane di segale Spelta: – farina di spelta – pane di spelta	Avena: – biscotti ai fiocchi d'avena – crusca d'avena – farina d'avena – fiocchi d'avena Frumento: – biscotto di frumento – bulgur – couscous – crusca di frumento – farina di frumento con germogli – farina di frumento integrale – farina tipo 405 o 550 – fiocchi di frumento – germi di frumento – pane azzimo – pane di frumento – pane di frumento integrale – pane di grano duro – pasta di grano duro – schiacciata – semolino di grano duro – tritello di frumento Mais: – cornflakes – dolci con farina di mais – farina di mais Pane di segale Pasta di grano saraceno Spaghetti di soia

Cosa dovreste sapere a proposito della verdura

- La verdura fa molto bene a chi ha sangue di tipo 0, poiché contiene le sostanze nutritive essenziali più importanti per l'organismo. Vista la grande varietà esistente, non c'è che l'imbarazzo della scelta.

VERDURA		
VANTAGGIOSO	**NEUTRO**	**DA EVITARE**
Aglio	Aneto	Avocado
Alghe	Carota	Cavolfiore
Bietola	Cerfoglio	Cavolini di Bruxelles
Broccoli	Cetriolo	Cavolo bianco
Carciofo	Chili	Cavolo cinese
Cavolo	Cipollotti	Cavolo rosso
Cavolo rapa	Crescione	Champignon
Cicoria	Finocchio	Germogli di alfa-alfa
Cipolla	Germogli dei fagioli verdi	Mais
Dente di leone	Germogli di bambù	Melanzana
Insalata romana	Indivia	Olive (nere)
Okra	Insalata di campo	Patata
Pastinaca	Insalata riccia	Shiitake (tipo di funghi)
Patata dolce (batata)	Spugnole	
Peperone (rosso)	Lattuga	
Porro	Navone	
Prezzemolo	Olive (verdi)	
Rafano	Peperone (verde, giallo)	
Spinaci	Pomodori	
Topinambur	Radicchio	
Verdura a foglia verde	Rapa rossa, barbabietola	
Zucca	Rapanelli	
	Rapanello daikon	
	Rapanello bianco lungo	
	Rucola	
	Scalogno	
	Sedano	
	Yam	
	Zenzero	
	Zucchina	

- Dovete ricordarvi, però, di scartare le verdure riportate nella categoria “da evitare”. Questi ortaggi non sono ben tollerati da chi ha gruppo sanguigno 0 e possono irritare l’intestino o causare reazioni di ipersensibilità. Alcuni tipi di cavolo, come i cavolini di Bruxelles o il cavolfiore, mettono la tiroide veramente sul piede di guerra.

- Dovete dimenticare anche le Solanacee, come le melanzane e le patate, perché contribuiscono all'insorgere di dolori articolari (artrite). Del mais si sa che blocca la produzione dell'insulina e favorisce, di conseguenza, l'aumento di peso. Non solo: se la produzione d'insulina è insufficiente, può insorgere il diabete mellito.
- La buona notizia: benché i pomodori appartengano alla famiglia delle Solanacee, li potete mangiare tranquillamente, perché il tipo di lectine che contengono non crea problemi all'organismo.
- Infine, la cosa più importante: mangiate tanta verdura a foglia verde (per esempio cavolo verde), perché è particolarmente ricca di vitamina K. Le persone con gruppo sanguigno 0 hanno bisogno di tanta vitamina K perché, come si è detto, alla maggior parte di loro manca un importante fattore per la coagulazione del sangue.

Cosa dovreste sapere a proposito della frutta

- Se per voi i frutti contenuti nella categoria "vantaggioso" sono solo degli stuzzichini da mangiare di quando in quando, mangiateli più spesso. Infatti proprio i fichi, le prugne e le susine contengono, anche se essiccate, sostanze che favoriscono lo stato basico e controbilanciano quindi l'acido gastrico che, nelle persone con sangue di tipo 0, è molto abbondante. Vale la seguente regola generale: nell'intestino tutti i frutti rossi, blu e viola tendono a reagire in modo basico.
- Benché il melone mielato blocchi gli acidi, lo stomaco non riesce a digerirlo bene.

FRUTTA			
VANTAGGIOSO	**NEUTRO**		**DA EVITARE**
Fico (fresco e secco)	Albicocca	Mirtillo rosso	Arancia
Prugna (fresca e secca)	Banana	Mirtillo selvatico	Fragola
Susina	Ciliegia	Papaya	Lychees
	Dattero	Pera	Mandarino
	Kiwi	Pesca	Melone mielato
	Lampone	Pesca nettarina	Mora
	Limone	Pompelmo	Rabarbaro
	Mango	Ribes (rosso e nero)	
	Melagrana	Sambuco	
	Mela	Uva	
	Melone (tranne melone mielato)	Uva passa	
	Mirtillo	Uva spina	

- Anche il pompelmo è un frutto acido, ma viene accettato assai bene dallo stomaco e, al termine della digestione, diventa totalmente alcalino.
- Attenzione alle more, perché contengono delle lectine che disturbano la digestione delle persone con gruppo sanguigno 0.

Cosa dovreste sapere a proposito dei succhi di frutta e di verdura

- I succhi di frutta e di verdura non sono solo dei dissetanti. Bevete i succhi preferiti – di ananas, di ciliegia, di albicocca – a piccoli sorsi, come se fossero una medicina.
- Se volete preparare un gustoso cocktail vitaminico è meglio non combinare insieme succhi di verdura e di frutta. L'unica eccezione alla regola riguarda il succo di carote, che può essere aggiunto a piacere agli altri succhi.

SUCCHI DI FRUTTA E DI VERDURA			
VANTAGGIOSO	NEUTRO		DA EVITARE
Succo d'ananas Succo di ciliegia Succo di prugna	Succo d'albicocca Succo d'uva Succo di carota Succo di cetriolo Succo di mirtilli Succo di papaya Succo di pomodoro (con limone)	Succo di pompelmo Succo di sedano Succo di verdura (delle verdure raccomandate)	Mosto di sidro Succo d'arancia Succo di cavolo Succo di mela

- Sfruttate le proprietà basiche dei succhi di verdura neutri. Essi favoriscono la digestione e la circolazione sanguigna e stimolano il metabolismo.
- Quando acquistate del succo di verdura già pronto, fate attenzione al contenuto di sale che, nel succo di pomodoro, può arrivare anche al 10%.

Cosa dovreste sapere a proposito di erbe aromatiche e spezie

- L'estratto d'alga non è solo una buona scelta come condimento. Come ortaggio, le alghe (v. anche tabella Ortaggi) regolano il metabolismo e proteggono la mucosa gastrica.
- Per speziare i vostri piatti scegliete innanzitutto prezzemolo fresco e spezie che generano calore come curry, zenzero e pepe di Cayenna, in quanto hanno un effetto lenitivo sull'apparato digerente.
- Attenzione: non utilizzate l'aceto come condimento universale. Il dottor D'Adamo e i suoi

collaboratori hanno testato in migliaia di pazienti la tolleranza a diversi tipi di aceto e hanno scoperto che le persone con gruppo sanguigno 0 lo tollerano poco. Ciò dipende dal fatto che il condimento acido irrita ulteriormente la mucosa dell'intestino, già alle prese con l'acido gastrico prodotto in abbondanza. Anche il ketchup, pur avendo un sapore dolce, ha questo effetto.

- Non occorre che rinunciate a prelibatezze come miele, zucchero o cioccolato che, ovviamente senza esagerare, possono continuare ad addolcire la vostra vita.

ERBE AROMATICHE E SPEZIE

VANTAGGIOSO	NEUTRO		DA EVITARE
Curcuma (radice gialla)	Agar-agar (gelificante)	Melissa	Aceto balsamico
Curry	Aglio	Menta (anche menta piperita)	Aceto di mele
Estratto d'alga	Alloro	Miele	Aceto di vino (bianco e rosso)
Farina di carruba	Aneto	Miso (pasta di soia)	Cannella
Pepe di Cayenna	Anice	Olio di pervinca	Capperi
Prezzemolo	Basilico	Paprica	Fecola di mais
Zenzero	Bergamotto	Pepe in grani	Ketchup
	Cacao in polvere (cioccolato)	Pepe rosso	Noce moscata
	Cardamomo	Pimento	Pepe in polvere (nero e bianco)
	Cerfoglio	Rosmarino	Sciroppo di mais
	Chiodo di garofano	Sale	Vaniglia
	Coriandolo	Salsa di soia	
	Dragoncello	Salvia	
	Erba cipollina	Santoreggia	
	Farina di maranta (tapioca)	Sciroppo d'acero	
	Gelatina	Senape in polvere	
	Maggiorana	Tamari (salsa di soia)	
	Malto d'orzo	Zafferano	
	Manioca	Zucchero (bianco e grezzo)	

Cosa dovreste sapere a proposito di tè alle erbe e infusi

- Nella scelta del tè alle erbe potete basarvi sul vostro gusto personale. Potete anche creare un miscuglio tra i gruppi vantaggioso e neutro. In generale, nelle persone con gruppo sanguigno 0, i tè alle erbe consigliati rafforzano l'apparato digerente e il sistema immunitario.
- Non utilizzate mai, nemmeno mescolato ad altri, un tè appartenente alla categoria "da evitare". Questi tè possono non solo indebolire le difese immunitarie del corpo, ma anche liquefare il sangue.
- Infine: poiché i tè alle erbe contengono sostanze vegetali molto efficaci, non sono adatti per un'assunzione costante.

Quando acquistate un tè, fate attenzione che non contenga residui. Alcuni tè di importazione contengono una quantità considerevole di sostanze nocive.

TÈ ALLE ERBE E INFUSI

VANTAGGIOSO	NEUTRO	DA EVITARE
Corteccia d'olmo	Acero	Alfa-alfa
Dente di leone	Achillea millefoglie	Aloe
Fiori di tiglio	Betulla	Farfara
Luppolo	Biancospino	Foglie di fragola
Menta piperita	Camomilla	Foglie di sena
Mora di gelso	Foglie di lampone	Genziana
Prezzemolo	Ginseng	Iperico
Rosa canina	Liquirizia	Lappola
Stellaria	Menta verde	Rabarbaro
Zenzero	Salvia	Radice gialla giapponese
	Sambuco	Rudbeckia
	Scutellaria	
	Timo	
	Valeriana	
	Verbena	

Cosa dovreste sapere a proposito delle bevande

Anche se il caffè d'orzo e gli altri surrogati del caffè tradizionale non contengono caffeina, attraverso la tostatura delle parti della pianta possono formarsi idrocarburi cancerogeni.

- Se fino ad ora avete bevuto regolarmente caffè, non occorre che lo abbandoniate da un giorno all'altro, anche perché il vostro corpo potrebbe reagire male (emicrania, stanchezza, sonnolenza, irritabilità). Basta che, a poco a poco, diminuiate sempre di più la quantità giornaliera, fino ad eliminarla del tutto senza che insorgano problemi. Come sostituto per la caffeina potete ricorrere al tè verde, che è contenuto nell'elenco neutro.
- L'ideale sarebbe che assumeste come bevanda abituale l'acqua, di fonte oppure minerale, e ogni tanto un bicchierino di vino o di birra. Chi ama quella che negli Stati Uniti chiamano soda, ammesso che riesca a trovarla, può continuare ad assumerla per soddisfare la sete.

BEVANDE

VANTAGGIOSO	NEUTRO	DA EVITARE
Acqua pura (di fonte o minerale)	Birra	Bevande a base di cola
	Tè verde	Caffè in grani (anche decaffeinato)
	Vino bianco	Limonata
	Vino rosso	Limonata dietetica
		Liquori
		Tè nero

Gruppo sanguigno A

Informazioni fondamentali

Discendenza: primi antenati sedentari, agricoltori.
Apparato digerente: sensibile. Ha difficoltà a scindere le proteine e i grassi di origine animale. Tollera male i vegetali, il tofu, il pesce e i frutti di mare, i cereali, i legumi e la frutta.
Sistema immunitario: sensibile e adattabile.
Si raccomandano: molta verdura fresca, alimentazione naturale, cereali (a parte il frumento) e piatti a base di soia.

Se si tratta di una questione di linea...

...con la carne non riuscirete ad ottenere molto. Al contrario. Nelle persone con gruppo sanguigno A le proteine animali frenano il metabolismo. Mentre in coloro che hanno sangue di tipo 0, un bel pezzo di carne mette tutto a posto, al tipo A una grossa bistecca non fa altro che rubare energie, appesantire e causare difficoltà di concentrazione. Infatti, per digerire le proteine animali l'organismo delle persone con gruppo sanguigno A deve svolgere un lavoro molto faticoso. Le persone con gruppo sanguigno A non sono in grado, come anche i carnivori con sangue di tipo 0, di creare la quantità di acido gastrico necessaria per scindere chimicamente gli alimenti difficili da digerire. Quanto detto per la carne vale anche per il latte, che è molto ricco di grassi saturi. In altre parole: il latte non rende sane le persone con

gruppo sanguigno A, ma le fa solo ingrassare.
Anche il frumento può causare dei problemi, nonostante faccia parte dei cereali, una categoria alimentare molto adatta all'apparato digerente delle persone con sangue di tipo A. Quindi non ne dovete mangiare quantità eccessive, altrimenti il tessuto muscolare reagirà in modo acido, contrariamente al sangue di tipo 0, in cui il frumento provoca una reazione basica. Comunque, in entrambi si tratta di una reazione indesiderata. Infatti, per potersi sentire bene, chi ha gruppo sanguigno 0 ha bisogno di un tessuto muscolare più acido, mentre chi ha gruppo sanguigno A necessita di un tessuto muscolare più basico.
Nelle persone con gruppo sanguigno A gli edemi e i depositi di grasso possono essere le inevitabili conseguenze di un metabolismo affaticato.

Ingrassanti del gruppo sanguigno A: carne, fagioli comuni, latticini, frumento (in eccesso)
Dimagranti del gruppo sanguigno A: ananas, verdura, fagioli di soia, preparati a base di soia

L'alimentazione ideale del gruppo sanguigno A

CARNE E POLLAME

NEUTRO	DA EVITARE		
Pollo	Agnello	Fagiano	Prosciutto
Tacchino	Anatra	Interiora: cuore	Quaglia
	Bufalo	Manzo	Speck
	Cacciagione (cervo, capriolo)	Montone	Starna
	Coniglio	Oca	Vitello
		Pancetta	

Cosa dovreste sapere a proposito di carne e pollame

- Non è necessario che non mettiate più piede dal macellaio. La cosa migliore da fare per abituarvi al nuovo regime alimentare consiste nel mettere sempre meno carne nel piatto.
- L'abbandono della carne risulterà più facile se sostituirete la carne rossa con carne bianca (pollo o tacchino).
- Anche i würstel, la salsiccia, la pancetta e gli altri derivati della carne, benché assai gustosi, sono sulla "lista nera". Questi prodotti provocano infatti enormi problemi allo stomaco carente di acidi caratteristico delle persone con sangue di tipo A.

Cosa dovreste sapere a proposito di pesce, crostacei e frutti di mare

- Potete mangiare pesce due o tre volte alla settimana, ma sempre in piccole porzioni.
- Per quanto riguarda i tipi di pesce, quelli un po' grassi sono i più indicati (vedere colonna di sinistra). I pesci magri, come la passera o la sogliola, contengono infatti determinate lectine dannose e sembra che queste proteine irritino molto l'apparato intestinale delle persone con gruppo sanguigno A.
- Per i gasteropodi (chiocciole e lumache) va fatto un discorso a parte: le chiocciole di mare non sono molto adatte, mentre le lumache possono essere mangiate tranquillamente. Ciò dipende dal fatto che le lumache contengono lectine che, nelle persone con gruppo sanguigno A e AB, svol-

gono un effetto positivo: è dimostrato che possono impedire alle cellule cancerogene, per esempio in caso di tumore della mammella, di diffondersi nei vasi linfatici.

PESCE, CROSTACEI E FRUTTI DI MARE

VANTAGGIOSO	NEUTRO	DA EVITARE	
Carpa	Abalone	Acciughe (alici)	Gamberi di fiume
Coregone	Dentice	Alosa	Gamberi di mare
Dentice rosso	Luccio	Anguilla	Halibut
Lumache	Pagello	Aringa (anche marinata)	Muscoli
Merluzzo	Pesce spada	Barracuda (luccio)	Nasello
Pesce persico di fiume	Pesce vela	Caviale	Ostriche
Rana pescatrice	Pescecane	Chiocciole di mare	Passera
Salmone (non affumicato)	Serranide	Conchiglie	Persico sole
Sardina	Sperlano	Cozze	Pesce gatto
Sgombro	Storione	Eglefino	Seppia (polpo e calamaro)
Trota arcobaleno	Tonno	Gamberetti	Sogliola
Trota salmonata			

Cosa dovreste sapere a proposito di latticini, formaggio e uova

- Attenzione ai latticini: nella maggior parte dei casi gli anticorpi contenuti nel sangue di tipo A sono nemici agguerriti dello zucchero primario del latte intero. Il latte di soia o di capra possono essere dei validi sostituti che non creano problemi allo stomaco e all'intestino.
- Abituatevi a fare a meno dell'uovo a colazione. Se proprio non riuscite a rinunciarvi, ogni tanto

LATTICINI, FORMAGGIO E UOVA

VANTAGGIOSO	NEUTRO	DA EVITARE	
Formaggio di soia (tofu)	Formaggio di capra	Brie	Gelato
Latte di soia	Formaggio di pecora (feta)	Burro	Gouda
	Formaggio fuso	Camambert	Gruyère
	Gelato allo yogurt	Cheddar	Jarlsberg
	Kefir	Edam	Latte
	Latte di capra	Emmenthal	Latticello
	Mozzarella	Farmer cheese (formaggio fresco a pasta grossa)	Monterey Jack
	Ricotta	Formaggi erborinati (gorgonzola, ...)	Munster
	Uova	Formaggio fresco doppia panna	Neufchâtel
	Yogurt (anche di frutta)	Formaggio svizzero	Parmigiano
			Provolone
			Siero di latte
			Sorbetto

mangiate un uovo di produzione biologica. Questo significa anche che non dovete mangiare troppo spesso piatti a base di uova.

Cosa dovreste sapere a proposito di oli e grassi

- Nell'alimentazione delle persone con sangue di tipo A i grassi non sono molto importanti. Questo vale per la maggior parte dei grassi, ma quando si tratta di scegliere, fate attenzione: nell'olio di semi di mais e nell'olio di cartamo, ci sono lectine che possono creare problemi digestivi.

OLI E GRASSI		
VANTAGGIOSO	**NEUTRO**	**DA EVITARE**
Olio di oliva Olio di semi di lino	Olio di colza Olio di fegato di merluzzo	Burro Grasso di cocco Olio di arachidi Olio di cartamo Olio di semi di mais Olio di sesamo

- L'olio d'oliva è quello più sano e, rispetto all'olio di semi di lino, è anche quello che ha il sapore più gradevole.
- La maionese già pronta, che viene spesso preparata con oli diversi, deve sparire dalla vostra tavola. La potete sostituire con condimenti leggeri preparati utilizzando solo gli oli contenuti nella categoria "vantaggioso".

Cosa dovreste sapere a proposito di noci, semi e gherigli

NOCI, SEMI E GHERIGLI		
VANTAGGIOSO	**NEUTRO**	**DA EVITARE**
Arachidi (anche burro di arachidi) Semi di zucca	Macadamia Mandorle Nocciole Nocciole Hickory Noci Pecano Pinoli Semi di girasole Semi di papavero Semi di sesamo (anche pasta di sesamo, tahini)	Noce di cocco Noce brasiliana Pistacchi Semi di tamarindo

- Dato che le arachidi contengono determinate proteine, sono particolarmente importanti nella dieta priva di carne consigliata alle persone con sangue di tipo A.
- Privare le arachidi della buccia esterna, ma mangiate anche la pellicina marrone-rossiccia che si trova intorno all'arachide. Questa pellicina contiene lectine utili che aiutano a prevenire il cancro.

Cosa dovreste sapere a proposito di fagioli e legumi

FAGIOLI E LEGUMI

VANTAGGIOSO	NEUTRO	DA EVITARE
Fagioli aduki	Cannellini	Ceci
Fagioli azuki	Fagioli bianchi	Fagioli di Lima
Fagioli dell'occhio	Fagioli rampicanti	Fagioli comuni
Fagioli di soia (rossi)	Fave	
Fagioli nani	Piselli verdi	
Fagioli neri	Pisellini dolci	
Fagioli novelli		
Fagioli pinto		
Fagioli verdi		
Lenticchie (verdi e rosse)		
Lenticchie marroni		

- A parte i legumi contenuti nella colonna di destra ("da evitare"), i fagioli e i legumi sono molto adatti a voi. Infatti, per le persone con gruppo sanguigno A sono fonte di proteine fondamentali.
- Fate però attenzione ai legumi da evitare, poiché contengono delle lectine che frenano la produ-

zione di insulina. A lungo andare, oltre a rappresentare un rischio per il diabete mellito, favoriscono la formazione di depositi di grasso.

Cosa dovreste sapere a proposito di cereali, paste alimentari e paste lievitate

- Preferite i cereali di elevata qualità provenienti da coltivazioni biologiche. Dovrebbero avere una germinabilità del 90%.

CEREALI, PASTE ALIMENTARI E PASTE LIEVITATE

VANTAGGIOSO	NEUTRO	DA EVITARE
Amaranto Farina di segale Farina di soia (pane) Grano saraceno: – Kasha (grano saraceno tostato) – pasta di grano saraceno Pane ai germogli di grano Pane con farina di avena Riso: – cialde di riso – farina di riso	Avena: – crusca d'avena – fiocchi d'avena Frumento: – bulgur – couscous – farina di frumento – semolino di frumento Grano saraceno: – pane di grano saraceno Mais: – cornflakes – dolci con farina di mais – farina di mais – fiocchi di mais Miglio: – miglio soffiato – pane di miglio Orzo: – farina d'orzo Pane croccante di segale Pane privo di glutine Riso: – crusca di riso – fiocchi di riso – riso basmati – riso comune – riso selvatico – riso soffiato Spelta: – farina di spelta – pane di spelta	Frumento: – crusca di frumento – farina di frumento integrale – farina tipo 405 o 550 – fiocchi di frumento – frumento integrale – germe di frumento – grano duro – pane azzimo – pane di frumento – pasta di frumento – tritello di frumento Pane di segale Pane e fiocchi di grani vari

- Se utilizzate farina di frumento con germogli o semolino di frumento, cercate di combinare le vivande con frutti basici (ananas, prugne, pompelmo) o con altri frutti vantaggiosi per il gruppo sanguigno A. Ciò diminuisce l'effetto acidificante che ha luogo nei muscoli. Infatti – al contrario del sangue di tipo 0 – il sangue di tipo A ha bisogno di un tessuto muscolare altamente alcalino.
- Importante: se siete spesso raffreddati, producete molto muco o avete attacchi d'asma, i cereali integrali non fanno al caso vostro. Lo stesso vale se state cercando di perdere peso. In questi casi è meglio che utilizziate farina di soia e di riso.
- Verificate che il pane ai germogli di grano, peraltro molto salutare, non contenga altri cereali, in cui potrebbero nascondersi delle lectine difficili da digerire.

Cosa dovreste sapere a proposito della verdura

- Vitamine, minerali, proteine, carboidrati, ecc. Per approfittate al massimo delle sostanze fondamentali per l'organismo contenute nella verdura è meglio mangiarla cruda, sempre che sia possibile.
- Esistono dei tipi di verdura che non fanno bene alle persone con sangue di tipo A. Per esempio i pomodori, le cui sostanze proteiche addensano anche il sangue di altri gruppi sanguigni. Tuttavia, nelle persone con sangue di tipo A e B sono particolarmente dannosi, perché rendono difficile la digestione.
- L'aglio non aiuta solo a tenere lontano i vampiri. Questa gigliacea estremamente profumata, che

contiene più di 200 sostanze, ha un effetto assai benefico sull'organismo, di cui possiamo approfittare tutti, ma soprattutto le persone con gruppo sanguigno A. Le sostanze batteriche e antivirali contenute nell'aglio sono particolarmente importanti per il sistema immunitario.

VERDURA			
VANTAGGIOSO	**NEUTRO**		**DA EVITARE**
Aglio	Alghe	Rapa rossa / barbabietola	Cavolo bianco
Bietola	Asparagi	Rapanelli	Cavolo cinese
Broccoli	Avocado	Rapanello bianco lungo	Cavolo rosso
Carciofo	Cavolfiore	Rapanello daikon	Champignon
Carota	Cavolini di Bruxelles	Rucola	Melanzane
Cavolo rapa	Cetrioli	Scalogno	Olive (verdi)
Cicoria	Cipollotti	Sedano	Patate
Cipolla	Crescione	Zucca melone	Patate dolci (batate)
Dente di leone	Finocchio	Zucchine	Peperoncino piccante
Germogli di alfa-alfa	Germogli dei fagioli verdi		Peperone (giallo, verde, rosso)
Insalata romana	Germogli di bambù		Pomodori
Navone	Indivia		Shiitake (tipo di funghi)
Okra	Insalata di campo		Yam
Pastinaca	Insalata riccia		
Porro	Lattuga		
Prezzemolo	Mais		
Rafano	Radicchio		
Spinaci			
Topinambur			
Verdura a foglia verde			
Zucca			

Cosa dovreste sapere a proposito della frutta

- Per la frutta vale quanto è stato detto a proposito della verdura: sfruttate le buone caratteristiche della frutta. Mangiatela al mattino, a pranzo e alla sera.

FRUTTA		
VANTAGGIOSO	**NEUTRO**	**DA EVITARE**
Albicocca	Anguria	Arancio
Ananas	Dattero	Banana
Ciliegia	Fragola	Mandarino
Fico (fresco o secco)	Guava	Mango
Limone	Kiwi	Melone mielato
Mirtillo	Mela	Melone retato (cantalupe)
Mirtillo rosso	Melagrana	Papaya
Mirtillo selvatico	Pera	Rabarbaro
Mora	Pesca	
Pompelmo	Pesca nettarina	
Prugna (fresca o secca)	Ribes (rosso e nero)	
Susina	Sambuco	
Uva passa	Uva (bianca e nera)	
	Uva spina	

- Potete consumare la frutta non solo cruda, ma anche sotto forma di marmellate e di composte.
- Se consumate abbastanza cereali, è meglio che vi limitiate a consumare i tipi di frutta riportati nella prima colonna (categoria "vantaggioso"), poiché fanno sì che il tessuto muscolare non diventi troppo acido.
- Per quanto riguarda la digestione e il metabolismo, l'ananas è il frutto più indicato in assoluto. Invece il mango e la papaya, che contengono anche loro enzimi importanti, non hanno alcun vantaggio per il gruppo sanguigno A e vanno pertanto scartati.
- Attenzione alle arance: nel milieu leggermente basico caratteristico dello stomaco delle persone con sangue di tipo A, il loro acido attacca le mucose, estremamente sensibili. Anche il pompelmo e il limone, che appartengono alla stessa famiglia, sono frutti acidi ma, a differenza dell'a-

rancio, non creano alcun problema allo stomaco. Al contrario, a causa del loro effetto basico, questi frutti finiscono per avere un effetto positivo sulla digestione.

Cosa dovreste sapere a proposito dei succhi di frutta e di verdura

SUCCHI DI FRUTTA E DI VERDURA		
VANTAGGIOSO	**NEUTRO**	**DA EVITARE**
Succo d'ananas	Mosto di sidro	Succo d'arancia
Succo di albicocca	Succo d'uva	Succo di papaya
Succo di carota	Succo di cetriolo	Succo di pomodoro
Succo di ciliegia	Succo di mela	
Succo di limone (diluito con acqua)	Succo di mirtilli rossi	
Succo di pompelmo	Succo di verdura (delle verdure raccomandate)	
Succo di prugna		
Succo di sedano		

- Diluite i succhi densi con un poco d'acqua.
- Bevete spesso i succhi raccomandati, poiché hanno un effetto alcalino.
- Non mescolate succhi di frutta e di verdura. Solo il succo di mela e di carota possono essere aggiunti di tanto in tanto agli altri gusti per dare un po' di sapore.

Cosa dovreste sapere a proposito di erbe aromatiche e spezie

- Provate a utilizzare come condimento i vari preparati a base di soia, come il tamari, una salsa dal sapore molto intenso che si estrae dai fagioli di soia durante la preparazione del miso. Il miso viene prodotto dalla fermentazione dei fagioli di soia e, in pratica, è una pasta di fagioli di soia leggermente salata. Può essere utilizzato per dare un tocco piccante alle zuppe, alle salse, ai condimenti per l'insalata o ai patè da spalmare sul pane. Il tamari non contiene frumento ed è praticamente privo di glutine; è molto salato è può essere usato con parsimonia come condimento.

- Quando acquistate una salsa di soia fate attenzione alle indicazioni riportate sull'etichetta: a seconda del tipo alcune contengono, oltre ai fagioli di soia fermentati, anche frumento (contenente glutine).
- Il dolce e l'aspro vanno bene per la vostra alimentazione. Potete completare piacevolmente il vostro menu condendo la frutta e la verdura in modo dolce oppure aspro, ma non dovete eccedere. Infatti, secondo gli studiosi le persone con gruppo sanguigno A, come del resto quelli con sangue di tipo 0, devono stare attente ai piatti con elevato contenuto di aceto, perché nel loro organismo producono effetti acidificanti. Secondo le statistiche, le persone con gruppo sanguigno A e AB sono quelle più colpite da questo fenomeno. Secondo i ricercatori ciò è da ricondurre all'abbondante consumo di alimenti fermentati e conditi con aceto.
- Dovete eliminare anche il ketchup dalla vostra dieta abituale. Non solo perché contiene aceto che, per i motivi sopracitati, è alquanto dannoso per il vostro organismo, ma anche perché contiene una grande quantità di pomodori, per giunta in forma concentrata (v. tabella Verdure).
- Attenzione, golosi: anche se lo zucchero e il cioc-

colato rientrano nella categoria degli alimenti neutri, se non volete ingrassare non dovete mangiarne in quantità eccessiva.

Cosa dovreste sapere a proposito di tè alle erbe e infusi

- Questa scelta di tè è volta a favorire le difese immunitarie, piuttosto lente, delle persone con

ERBE AROMATICHE E SPEZIE

VANTAGGIOSO	NEUTRO		DA EVITARE
Aglio	Agar-agar (gelificante)	Maggiorana	Aceto balsamico
Malto d'orzo	Alloro	Manioca	Aceto di mele
Melassa	Aneto	Melissa	Aceto di vino (rosso e bianco)
Miso (pasta di soia)	Anice	Menta (anche menta piperita e menta al limone)	Capperi
Salsa di soia	Basilico	Miele	Gelatina
Senape	Bergamotto	Noce moscata	Ketchup
Tamari (salsa di soia)	Cacao in polvere (cioccolato)	Origano	Olio di pervinca
Zenzero	Cannella	Paprica in polvere	Pepe (rosso, bianco, nero)
	Cardamomo	Pimento	Pepe di Cayenna
	Chiodo di garofano	Prezzemolo	Salsa Worchester
	Coriandolo	Rafano	
	Cerfoglio	Rosmarino	
	Curcuma (radice gialla)	Sale	
	Curry	Salvia	
	Dragoncello	Santoreggia	
	Erba cipollina	Sciroppo d'acero	
	Estratto d'alga	Sciroppo di mais	
	Estratto di mandorle	Senape in polvere	
	Farina di carruba	Timo	
	Farina di maranta (tapioca)	Vaniglia	
		Zafferano	
		Zucchero (bianco e marrone)	

gruppo sanguigno A (per esempio con aloe, alfa-alfa e rudbeckia). Ma ne traggono beneficio anche il cuore, la circolazione e la digestione.

- Non usate nessuno di questi tè come corroborante perenne, perché il vostro corpo potrebbe abituarsi e non reagire più al meglio. Piuttosto cambiate tipo di tè di tanto in tanto. Se volete raggiungere un determinato effetto, tutto dipende dalla giusta quantità e miscela dei tè. Informatevi pertanto – consultando il vostro farmacista o medico di fiducia – su quali tè appartenenti alle categorie "vantaggioso" e "neutro" possono essere mescolati per ottenere una combinazione ottimale. Nell'ambito dei tè alle erbe vengono fatte continuamente delle nuove scoperte che possiamo sfruttare a nostro vantaggio.

TÈ ALLE ERBE E INFUSI

VANTAGGIOSO	NEUTRO		DA EVITARE
Alfa-alfa	Dente di leone	Mora di gelso	Rabarbaro
Aloe	Farfara	Prezzemolo	Romice riccia
Biancospino	Fiore di tiglio (giapponese)	Radice di liquirizia	Trifoglio violetto
Camomilla	Foglie di fragola	Radice gialla	
Corteccia d'olmo	Foglie di lampone	Salvia	
Fiori di sena	Foglie di sena	Sambuco	
Ginseng	Genziana	Scutellaria	
Iperico	Luppolo	Stellaria	
Lappola	Menta (anche menta piperita)	Timo	
Rosa canina		Verbena	
Rudbeckia			
Valeriana			
Zenzero			

Cosa dovreste sapere a proposito delle bevande

- Come è stato dimostrato, un bicchierino di vino rosso giova al cuore e alla circolazione. Secondo studi recenti ciò vale anche per il vino bianco. L'importante, come del resto in tutte le cose, è non esagerare.
- Anche una tazzina di caffè di tanto in tanto non fa male alle persone con sangue di tipo A. Il caffè è un leggero acidificante e contiene alcuni enzimi importanti, che sono peraltro contenuti anche nei fagioli di soia.
- Non bevete troppo caffè decaffeinato. A maggior ragione se avete elevati livelli di grasso nel sangue. Infatti proprio questa mistura, che in passato era ritenuta molto salutare per il cuore, innalza i livelli del colesterolo.
- Per quanto riguarda l'acqua bisogna distinguere: per acqua pura si intende l'acqua di fonte o l'acqua minerale naturale. L'acqua di fonte proviene da sorgenti sotterranee e deve essere imbottigliata direttamente alla fonte. Per l'acqua minerale il discorso è ovviamente diverso. L'acqua minerale proviene da fonti molto profonde e deve essere dotata dalla natura di sostanze minerali e di oligoelementi.

BEVANDE

VANTAGGIOSO	NEUTRO	DA EVITARE
Acqua pura	Vino bianco	Acqua da tavola
Caffè in grani (anche decaffeinato)		Bevande a base di cola
Tè verde		Birra
Vino rosso		Limonata dietetica
		Tè freddo

L'acqua da tavola è un miscuglio industriale di acqua potabile, acqua di fonte e acqua minerale. Può contenere addirittura acqua di mare o acqua salina, oltre a sostanze aggiunte (per esempio soda).

- Oltre all'acqua pura è molto raccomandato anche il tè verde. E non solo perché le sostanze che vi sono contenute stimolano il sistema nervoso centrale e favoriscono così anche la memoria. Infatti, la bevanda nazionale giapponese protegge anche le mucose e, di conseguenza, previene il cancro.

Gruppo sanguigno B

Informazioni fondamentali

Discendenza: nomadi, abitanti della steppa.
Apparato digerente: robusto. Tollera la carne (ma niente carne di pollo!), i latticini e i vegetali.
Sistema immunitario: forte e adattabile.
Si raccomanda: alimentazione equilibrata a base di carne, cereali, frutta e verdura.

Se si tratta di una questione di linea...

...dovreste eliminare dalla vostra dieta soprattutto il mais, il grano saraceno, le lenticchie, le arachidi, il sesamo e i prodotti a base di frumento. Anche se le

lectine che arrivano nell'organismo attraverso questi alimenti non hanno la stessa struttura, hanno comunque qualcosa in comune: sono in grado di alterare la produzione dell'insulina. Questo ormone, prodotto dal pancreas, è tra l'altro responsabile del metabolismo degli zuccheri. Stimola inoltre la scissione dei carboidrati e garantisce un livello glicemico equilibrato. Ma se viene prodotta troppo poca insulina, questi meccanismi si alterano. I primi sintomi possono consistere in una grande stanchezza al termine dei pasti. Nelle persone con gruppo sanguigno B le lectine "buone" contenute nei germi di frumento e nei prodotti integrali frenano ulteriormente il metabolismo. Di conseguenza, il corpo brucia gli alimenti solo a fiamma molto bassa e tutto quello che non può essere trasformato in energia, prima o dopo, si andrà a depositare nelle cellule di grasso dei fianchi, del sedere e della pancia.
Si verifica però un fenomeno curioso: le lectine contenute nel frumento, da sole, danno meno fastidio al metabolismo delle persone con gruppo sanguigno B rispetto a quello, per esempio, delle persone con sangue di tipo 0, ma se agiscono in combinazione con altre lectine dannose (contenute per esempio nel mais), danneggiano pesantemente anche le persone con gruppo sanguigno B. Per questa ragione chi ha questo gruppo sanguigno e vuole perdere peso dovrebbe lasciar perdere il frumento e il grano duro. Può però consumare liberamente latticini.

Ingrassanti del gruppo sanguigno B: grano saraceno, arachidi, lenticchie, mais, sesamo, frumento
Dimagranti del gruppo sanguigno B: uova e latticini magri, carne (interiora: fegato), verdura a foglia verde, tè alla liquirizia

L'alimentazione ideale del gruppo sanguigno B

CARNE E POLLAME		
VANTAGGIOSO	**NEUTRO**	**DA EVITARE**
Agnello Cacciagione (cervo, capriolo) Coniglio Interiora: fegato Montone	Bufalo Fagiano Manzo Tacchino Vitello	Anatra Cuore Maiale Oca Pollo Quaglia Speck Starna

Cosa dovreste sapere a proposito di carne e pollame

- Rinunciate alla carne di pollo. Infatti, anche se è più magra della carne di manzo, contiene delle lectine dannose per chi ha gruppo sanguigno B. Queste lectine attaccano la circolazione sanguigna in modo talmente aggressivo da poter essere ritenute responsabili di un attacco cardiaco o dell'indebolimento delle difese immunitarie.
- Se proprio non riuscite a fare a meno dei volatili, potete sempre sostituire il pollo con il tacchino o il fagiano, che sono alimenti neutri. Questi volatili sono infatti privi di qualsiasi connessione proteica dannosa per il sangue del gruppo B.
- Il dottor D'Adamo raccomanda vivamente il consumo di fegato che, oltre a fare molto bene, ha anche un effetto dimagrante. Comunque, co-

me è stato detto in precedenza, è meglio mangiare solamente interiora provenienti da animali giovani (v. anche pag. 34).

- In generale, per sicurezza, acquistate solo carne e pollame di qualità proveniente da allevamenti controllati.

Cosa dovreste sapere a proposito di pesce, crostacei e frutti di mare

- A causa dei legami proteici problematici, alle persone con gruppo sanguigno B sono sconsigliati tutti gli animali con il guscio e i crostacei. I buongustai non dovrebbero rinunciare solo ai gamberi e ai granchi, ma anche alle lumache

PESCE, CROSTACEI E FRUTTI DI MARE

VANTAGGIOSO	NEUTRO	DA EVITARE
Alosa	Abalone	Anguilla
Caviale	Aringa	Barracuda (luccio)
Eglefino	Carpa	Chiocciole di mare
Halibut	Coregone	Cozze
Luccio	Dentice	Gamberetti
Merluzzo	Dentice rosso	Gamberi di fiume
Nasello	Pesce gatto	Gamberi di mare
Passera	Pesce persico blu	Granchi
Rana pescatrice	Pesce persico di fiume	Lumache
Salmone (non affumicato)	Pesce spada	Muscoli
Sardina	Pesce vela	Ostriche
Sebastes	Pescecane	Persico sole
Serranide	Seppia (calamaro)	Sardine (acciughe)
Sgombro	Sperlano	Seppia (polpo)
Sogliola	Tonno	Spigola
Storione	Trota arcobaleno	
Trota salmonata		

che, a causa delle particolari lectine che vi sono contenute, sono invece molto salutari per il cuore di chi ha sangue di tipo A e AB.

- Per quanto riguarda l'aringa, ne potete mangiare in abbondanza e potete consolarvi anche con l'aringa salata o con l'aringa alla Bismark. Nel caso del salmone dovete evitare solo quello affumicato.

Nel vostro regime alimentare date la precedenza ai pesci d'altura come per esempio l'aringa, lo sgombro, il sebastes o il nasello, poiché sono quelli meno a contatto con le sostanze nocive.

Cosa dovreste sapere a proposito di latticini, formaggio e uova

- In generale, le persone con gruppo sanguigno B digeriscono bene il latte, a meno che non esista un'intolleranza al lattosio. Comunque, se siete intolleranti al lattosio, ma volete introdurre lo stesso più latte nel vostro regime alimentare, per

LATTICINI, FORMAGGIO E UOVA

VANTAGGIOSO	NEUTRO		DA EVITARE
Farmer cheese (formaggio fresco a pasta grossa)	Brie	Jarlsberg	Formaggi erborinati (gorgonzola, ...)
Formaggio di capra	Burro	Latte di soia	Formaggio fuso
Formaggio di pecora (feta)	Camambert	Latte intero	Gelato
Gelato allo yogurt	Cheddar	Latticello	
Kefir	Edam	Monterey Jack	
Latte di capra	Emmenthal	Munster	
Latte magro	Formaggio di soia (tofu)	Neufchâtel	
Mozzarella	Formaggio fresco doppia panna	Parmigiano	
Ricotta	Formaggio svizzero	Provolone	
Uova	Gouda	Sorbetto	
Yogurt (anche di frutta)	Gruyère		

Rispetto al latte di mucca, il latte di capra fornisce molte più vitamine e sostanze minerali.

aiutare la digestione potete ricorrere a un preparato a base dell'enzima lattasi.
Dopo esservi alimentati per un certo periodo di tempo seguendo la dieta secondo il gruppo sanguigno, potete introdurre gradualmente sempre più latticini. Iniziate con i prodotti a base di latte acido, come lo yogurt o il kefir, che contengono pochissimo lattosio.

- Anche se neutri, i prodotti derivati dalla soia (per esempio il tofu), che nella maggior parte dei casi sono validissimi sostituti dei latticini, non sono proprio l'ideale per le persone con gruppo sanguigno B. È pertanto opportuno che per soddisfare il vostro fabbisogno di sostanze vitali fondamentali vi abituiate a mangiare gli altri latticini raccomandati e i tipi di pesce e di carne che rientrano nelle categorie "vantaggioso" o "neutro".

Cosa dovreste sapere a proposito di oli e grassi

- Fra tutti i tipi di olio, quello d'oliva è sicuramente il più digeribile. A parte il neutro olio di semi di lino e il comunque non gradevole olio di fega-

OLIO E GRASSI

VANTAGGIOSO	NEUTRO	DA EVITARE
Olio d'oliva	Burro	Grasso di cocco
	Olio di fegato di merluzzo	Olio di arachidi
	Olio di semi di lino	Olio di cartamo
		Olio di colza
		Olio di semi di girasole
		Olio di semi di mais
		Olio di sesamo

to di merluzzo, tutti gli altri oli non sono adatti a voi, perché le lectine proteiche raggrumano il sangue del gruppo B.

Cosa dovreste sapere a proposito di noci, semi e gherigli

- Tutti i tipi di noci riportati nella categoria "neutro" vanno bene per uno spuntino occasionale. Le altre varietà sono da escludere, poiché molte noci, gherigli e semi contengono proteine che hanno un effetto particolarmente dannoso sul metabolismo delle persone con gruppo sanguigno B.

NOCI, SEMI E GHERIGLI

VANTAGGIOSO	NEUTRO	
Castagne (marroni)	Arachidi (anche burro di arachidi)	Semi di girasole
Macadamia	Nocciole	Semi di papavero
Mandorle	Noce di cocco	Semi di sesamo (anche pasta di sesamo, tahini)
Nocciole Hickory	Pinoli	Semi di tamarindo
Noce brasiliana	Pistacchi	Semi di zucca
Noci		

Cosa dovreste sapere a proposito di fagioli e legumi

- Cercate di scoprire da voi quali legumi, fagioli e piselli vi fanno veramente bene, perché non tutte le varietà che rientrano nelle categorie vantaggioso o neutro sono gradite alle persone con gruppo sanguigno B.

FAGIOLI E LEGUMI		
VANTAGGIOSO	**NEUTRO**	**DA EVITARE**
Fagioli di Lima	Cannellini	Ceci
Fagioli comuni	Fagioli bianchi	Fagioli aduki
	Fagioli del Kenia	Fagioli azuki
	Fagioli principessa	Fagioli dell'occhio
	Fagioli rampicanti	Fagioli neri
	Fagioli rossi	Fagioli novelli
	Fagioli verdi	Fagioli pinto
	Fave	Lenticchie marroni
	Piselli verdi	Lenticchie rosse
	Pisellini dolci	Lenticchie verdi

Cosa dovreste sapere a proposito di cereali, paste alimentari e paste lievitate

Avete mai provato la quinoa? Il frutto del grano della popolazione Inca si chiama anche bietolone di riso e contiene molte proteine, vitamine, sostanze minerali e acidi grassi insaturi.

- Per quanto riguarda il frumento, vale più o meno quanto è stato detto per il gruppo sanguigno 0: nella maggior parte dei casi il consumo di frumento rallenta il metabolismo e le calorie non vengono bruciate completamente – e, alla lunga, si accumulerà qualche chilo di troppo.
- Prediligete i prodotti derivati da semi di grano germogliato (come il pane ai germogli di grano), perché quando i grani germogliano perdono le lectine del glutine dannose. Se non riuscite a trovare questo pane dal panettiere, rivolgetevi a un negozio specializzato in prodotti biologici.
- Nella segale è contenuto un altro tipo di lectine che, in alcuni casi, si depositano lungo le pareti delle vene e possono provocare massicci

disturbi alla circolazione (con il rischio di colpo apoplettico o di infarto). Le mani e i piedi freddi sono i primi sintomi di una circolazione disturbata.

- Nel dubbio, rinunciate del tutto alla pasta e alle altre paste alimentari. Con la carne, il pesce e i latticini potete assumere tutti gli alimenti importanti per l'organismo.

CEREALI, PASTE ALIMENTARI E PASTE LIEVITATE

VANTAGGIOSO	NEUTRO	DA EVITARE
Avena:	Frumento:	Amaranto
– crusca d'avena	– farina tipo 405 0 550	Cereali misti
– farina d'avena	– pasta di grano duro	Frumento:
– fiocchi d'avena	– semolino di grano duro	– bulgur
Miglio:	Pane alla soia	– couscous
– pane di miglio	Pane di segale	– grano duro (pane)
Pane ai germogli di grano	Pane privo di glutine	– frumento integrale
Riso:	Quinoa	– pane di frumento
– cialde di riso	Riso:	– fiocchi di frumento
– crusca di riso	– fiocchi di riso	– crusca di frumento
– farina di riso	– riso basmati	– germe di frumento
– riso integrale	– riso bianco	– semolino di frumento
– riso soffiato	– riso naturale	– farina di frumento
Spelta (grani)	Spelta:	– tritello di frumento
	– farina di spelta	Grano saraceno:
	– pane di spelta	– Kasha (grano saraceno tostato)
	Torta alla crusca d'avena	– pasta di grano saraceno
		Mais:
		– cornflakes
		– fecola di mais
		– fiocchi di mais
		Orzo
		Pane croccante di segale
		Riso selvatico Segale:
		– farina di segale
		– pane di segale

Cosa dovreste sapere a proposito della verdura

- Mentre per il gruppo sanguigno 0 e A le patate e molti tipi di cavolo sono tabù, chi ha sangue di tipo B ne può mangiare in abbondanza.
- Concedetevi spesso piccole porzioni di verdura cruda oppure cotta al vapore.
- Combinate i vostri piatti con abbondanti dosi di verdura a foglia verde, perché contiene molto magnesio, sostanza estremamente utile per il vostro organismo.
- Le verdure contenute nella colonna di destra ("da evitare") devono essere eliminate del tutto dal vostro regime alimentare. Infatti, nelle perso-

VERDURA

VANTAGGIOSO	NEUTRO		DA EVITARE
Broccoli	Aglio	Insalata di montagna	Avocado
Carota	Alghe	Lattuga	Carciofo
Cavolfiore	Aneto	Navone	Germogli di fagioli verdi
Cavolini di Bruxelles	Asparago	Okra	Germogli di rafano
Cavolo bianco	Bietola	Patata	Mais
Cavolo cinese	Cetriolo	Pisellini dolci	Olive (verdi e nere)
Cavolo rosso	Champignon	Porro	Pomodori
Melanzana	Cicoria	Radicchio	Radicchio
Pastinaca	Cipolla	Rafano	Rapanelli
Patata dolce (batata)	Cipollotti	Rapanello daikon	Rucola
Peperoncino piccante	Crescione	Scalogno	Topinambur
Peperone (giallo, verde e rosso)	Dente di leone	Sedano	Zucca
Prezzemolo	Finocchio	Spinaci	
Rapa rossa/barbabietola	Germogli di alfa-alfa	Zenzero	
Shiitake (tipo di funghi)	Germogli di bambù	Zucca melone	
Verdura a foglia verde	Indivia	Zucchina	
Yam	Insalata di campo		

ne con gruppo sanguigno B, questi tipi di ortaggi irritano il metabolismo oppure provocano reazioni allergiche. Ciò vale soprattutto per i pomodori. Gli anticorpi del sangue di tipo B (e anche quelli del tipo A) reagiscono molto violentemente alle lectine contenute nei pomodori, che non solo raggrumano il sangue, ma attaccano anche le pareti dello stomaco.

Cosa dovreste sapere a proposito della frutta

- Chi tende alla flatulenza e al gonfiore di stomaco dovrebbe mangiare regolarmente ananas. Questo frutto esotico contiene degli enzimi che facilitano la digestione. L'ananas è anche molto utile affinché il metabolismo si abitui alla nuova alimentazione prescritta dalla dieta secondo il gruppo sanguigno.

FRUTTA

VANTAGGIOSO	NEUTRO		DA EVITARE
Ananas	Albicocca	Mango	Melagrana
Banana	Anguria	Mela	Rabarbaro
Mirtillo rosso	Arancio	Melone mielato	
Papaya	Ciliegie	Mirtillo	
Prugna	Dattero	Mora	
Susina	Fico (fresco o secco)	Pera	
Uva (rossa e bianca)	Fragola	Pesca	
	Guava	Pesca nettarina	
	Kiwi	Pompelmo	
	Lampone	Ribes (rosso e nero)	
	Limone	Sambuco	
	Lychees	Uva passa	
	Mandarino	Uva spina	

- Per quanto riguarda la frutta, siete parecchio avvantaggiati rispetto alle persone con gli altri gruppi sanguigni. Dato che nel caso del sangue di tipo B l'equilibrio acido-basico non è così semplice da alterare, potete mangiare tranquillamente anche i frutti acidi.
- Mangiate più volte al giorno frutta fresca e cambiate tipo a seconda delle stagioni. Comunque in molti negozi la frutta è sempre "di stagione", poiché viene importata dai paesi esotici.

Cosa dovreste sapere a proposito dei succhi di frutta e di verdura

- A parte il succo di pomodoro, che a causa della massiccia reazione degli anticorpi non va assolutamente bene per le persone con gruppo sanguigno B, potete bere tutti gli altri succhi riportati nella tabella.
- Cercate di non mescolare succhi di frutta e di verdura. Solo il succo di carote e quello di mele possono essere combinati con gli altri succhi.

SUCCHI DI FRUTTA E VERDURA

VANTAGGIOSO	NEUTRO		DA EVITARE
Succo d'ananas	Mosto di sidro	Succo di pompelmo	Succo di pomodoro
Succo d'uva	Succo d'albicocca	Succo di prugna	
Succo di cavolo	Succo d'arancia	Succo di verdura (delle verdure raccomandate, di cetriolo e di sedano)	
Succo di papaya	Succo di ciliegia		
	Succo di limone (diluito con acqua)		
	Succo di mela		

Cosa dovreste sapere a proposito di erbe aromatiche e spezie

- Non tutte le spezie sono ben tollerate. All'inizio della dieta secondo il gruppo sanguigno le persone particolarmente soggette alle allergie dovrebbero utilizzare con parsimonia anche le spezie considerate neutre.
- Eliminate dal vostro regime alimentare il pepe bianco e il pepe nero e anche il ketchup, poiché

ERBE AROMATICHE E SPEZIE

VANTAGGIOSO	NEUTRO		DA EVITARE
Curry	Aceto balsamico	Farina di maranta (tapioca)	Cannella
Pepe di Cayenna	Aceto di mele	Grani di pepe	Estratto di mandorla
Prezzemolo	Aceto di vino (rosso e bianco)	Maggiorana	Gelatina
Rafano	Agar-agar (gelificante)	Melassa	Ketchup
Zenzero	Aglio	Miele	Malto d'orzo
	Alloro	Miso (pasta di soia)	Pepe (nero e bianco)
	Aneto	Noce moscata	Sciroppo di mais
	Anice	Origano	
	Basilico	Paprica in polvere	
	Bergamotto	Pimento	
	Cacao in polvere (cioccolata)	Rosmarino	
	Capperi	Sale	
	Cardamomo	Salsa di soia (anche tamari)	
	Cerfoglio	Salvia	
	Coriandolo	Santoreggia	
	Cumino	Sciroppo d'acero	
	Curcuma (radice gialla)	Senape (anche senape in polvere)	
	Dragoncello	Timo	
	Erba cipollina	Vaniglia	
	Estratto d'alga	Zafferano	
	Farina di carruba	Zucchero (bianco e marrone)	

le lectine proteiche che vi sono contenute fanno raggrumare le piastrine del sangue.

- Dimenticatevi anche del malto d'orzo e della cannella, perché alle persone con sangue di tipo B queste spezie rimangono spesso sullo stomaco.
- Di tanto in tanto lo zucchero e la cioccolata, in quanto alimenti neutri, possono addolcire le vostre giornate. Ma ricordate che l'eccesso fa ingrassare.
- Utilizzate lo sciroppo d'acero con parsimonia, perché per il 65% è costituito da zucchero.
- L'aceto viene collocato dal dottor D'Adamo nella categoria degli alimenti neutri per il gruppo sanguigno B. Ma tutti gli altri gruppi sanguigni dovrebbero fare a meno di questo succo acido. Dato che le persone con gruppo sanguigno B hanno ereditato dai loro antenati un apparato digerente particolarmente robusto, l'aceto può essere utilizzato per dare un tocco di aroma all'insalata o ai piatti a base di pesce.

TÈ ALLE ERBE E INFUSI

VANTAGGIOSO	NEUTRO		DA EVITARE
Foglie di lampone	Achillea millefoglie	Radice di liquirizia	Aloe
Ginseng	Alfa-alfa	Radice gialla giapponese	Farfara
Liquirizia	Biancospino	Romice gialla	Fiore di sena
Menta piperita	Camomilla	Rudbeckia	Fiore di tiglio
Prezzemolo	Corteccia d'olmo	Sambuco	Genziana
Rosa canina	Dente di leone	Stellaria	Luppolo
Salvia	Foglie di betulla	Timo	Rabarbaro
Zenzero	Foglie di fragola	Valeriana	Scutellaria
	Iperico	Verbena	Trifoglio violetto
	Lappola		Verbasco
	Menta		

Cosa dovreste sapere a proposito di tè alle erbe e infusi

- Le molteplici sostanze contenute nel tè alla radice di liquirizia impediscono la caduta del livello glicemico e, dato che uccidono i virus, agevolano il lavoro svolto dal sistema immunitario. Inoltre, sono da tempo note altre proprietà importanti della radice di liquirizia: fluidifica il muco, combatte le infiammazioni e i crampi.

Cosa dovreste sapere a proposito delle bevande

- Oltre che con le bevande riportate nella tabella, potete dissetarvi naturalmente anche con i succhi di frutta e di verdura o con i tè alle erbe vantaggiosi o neutri per il vostro gruppo sanguigno.
- A poco a poco, cercate di sostituire il caffè e il tè nero con il tè verde. Oltre alle vitamine (soprattutto B e K), il tè verde contiene anche una porzione considerevole di teina (caffeina) che però, invece di avere un effetto eccitante, stimola.

BEVANDE

VANTAGGIOSO	NEUTRO	DA EVITARE
Acqua pura (di fonte o minerale)	Birra	Acqua da tavola (anche con soda)
Tè verde	Caffè in grani (anche decaffeinato)	Bevande a base di cola
	Tè nero	Limonata
	Vino (bianco e rosso)	Limonata dietetica
		Liquori

Gruppo sanguigno AB

Informazioni fondamentali

Discendenza: caucasici, mongoli.
Apparato digerente: tollera un'alimentazione onnivora ed equilibrata.
Sistema immunitario: estremamente adattabile.
Si raccomandano: carne, pesce, latticini (acidi), legumi, cereali, frutta e verdura.

Se si tratta di una questione di linea...

...la carne rossa, i fagioli comuni, i fagioli di Lima, le noci, i semi e i gherigli, il mais e il grano saraceno non dovrebbero comparire sulla vostra lista della spesa. Dato che il gruppo sanguigno AB è una moderna alleanza tra i gruppi sanguigni A e B, ha preso qualcosa da entrambi. Gli alimenti che fanno particolarmente bene o male alle persone con sangue di tipo A o B vengono generalmente tollerati in modo analogo dal gruppo sanguigno AB. Ma esistono tuttavia delle eccezioni che confermano la regola: ci sono determinate lectine, per esempio nei pomodori, che fanno raggrumare il sangue del gruppo A e B, ma che non influiscono invece sul sangue di tipo AB. Chi ha questo gruppo sanguigno può quindi mangiare qualsiasi tipo di pomodori. La digestione del gruppo AB non ha problemi neanche con il glutine del frumento, che crea invece complicazioni alle persone con sangue di tipo 0, A oppure B. Ma se pesate troppo, dimenticatevi il frumento. Infatti esso tende a rendere il tessuto muscolare lievemente acido, ma per bruciare le calorie il vostro tessuto muscolare deve essere leggermente alcalino.

Ingrassanti del gruppo sanguigno AB: grano saraceno, fagioli comuni, fagioli di Lima, noci, semi e gherigli, carne rossa, frumento
Dimagranti del gruppo sanguigno AB: ananas, pesce verdura verde , latticini, tofu

L'alimentazione ideale del gruppo sanguigno AB

Cosa dovreste sapere a proposito di carne e pollame

- Non è assolutamente necessario che rinunciate alla carne. Dopotutto la carne, il pollame e la cacciagione forniscono le importanti vitamine del complesso B, la vitamina A, D ed E, sostanze minerali come il magnesio, il potassio e il calcio ed oligoelementi come fosforo, ferro, selenio, manganese e iodio. Le proteine molto nutritive della carne vengono trasformate quasi completamente in proteine del corpo. Potete quindi mangiare tranquillamente carne anche due o tre volte alla settimana, ma sempre porzioni ridotte delle varietà vantaggiose o, eventualmente, del neutro fagiano. Questo aiuta l'organismo a digerire le proteine animali. Le persone con gruppo sanguigno AB, come del resto quelle con gruppo A, producono pochi succhi gastrici. Per questo

CARNE E POLLAME			
VANTAGGIOSO	**NEUTRO**	**DA EVITARE**	
Agnello	Fagiano	Anatra	Oca
Coniglio		Bufalo	Quaglia
Montone		Cacciagione	Pollo
Tacchino		(cervo, capriolo)	Speck
		Manzo	Starna
		Maiale (e prosciutto)	Vitello

motivo dovreste eliminare dal vostro regime alimentare le carni affumicate o in salamoia.

- Un retaggio del gruppo sanguigno B consiste nel fatto che la carne di pollo non è adatta nemmeno a chi ha sangue di tipo AB. Infatti le lectine che vi sono contenute agglutinano anche il sangue di tipo AB.

- Mangiate solo molto raramente interiora come il fegato e il cuore (carne muscolare). In ogni modo, le interiora dovrebbero essere esclusivamente di animali giovani, i cui organi non abbiano ancora accumulato una quantità troppo elevata di metalli pesanti indesiderati.

Cosa dovreste sapere a proposito di pesce, crostacei e frutti di mare

- Alcuni pesci e frutti di mare contengono delle lectine che, come il sangue di tipo A, disturbano anche quello di tipo AB. Per esempio, quelle

PESCI, CROSTACEI E FRUTTI DI MARE		
VANTAGGIOSO	**NEUTRO**	**DA EVITARE**
Alosa	Abalone	Anguilla
Dentice rosso	Aringa	Barracuda (luccio)
Luccio	Carpa	Chiocciole di mare
Lumache	Caviale	Eglefino
Merluzzo	Conchiglie	Gamberetti
Nasello	Coregone	Gamberi di fiume
Pesce vela	Cozze	Gamberi di mare
Rana pescatrice	Dentice	Granchi
Salmone (non affumicato)	Pesce gatto	Halibut
Sardina	Pesce persico blu	Muscoli
Sebastes	Pesce persico di fiume	Ostriche
Serranide	Pesce spada	Passera
Sgombro	Pescecane	Persico sole
Storione	Seppia (calamaro)	Sardine (acciughe)
Tonno	Sperlano	Seppia (polpo)
Trota arcobaleno		Sogliola
Trota salmonata		

contenute nella sogliola e nella passera non vengono accettate né dal gruppo sanguigno A, né dal gruppo sanguigno AB.

- Anche se finora le lumache non hanno fatto parte dei vostri cibi preferiti, provate ad assaggiarle. Di sicuro, vista la dimensione, non saziano l'appetito, ma offrono però particolari lectine proteiche che, nelle persone con sangue di tipo A e AB, possono essere importanti per le difese immunitarie (per esempio nella lotta contro il cancro).
  Per le chiocciole di mare vale invece tutt'altro, poiché appartengono agli alimenti che dovete evitare assolutamente.

Cosa dovreste sapere a proposito di latticini, formaggio e uova

Se trovate che il tofu sia insipido, condite a volontà il formaggio di soia con aglio o zenzero.

- Non vanno perse di vista determinate analogie con i gruppi sanguigni A e B: i prodotti a base di latte acido come lo yogurt o il kefir fanno molto bene alle persone con gruppo sanguigno B. A causa di alcune sostanze che vi sono contenute, il siero del latte, che è un sottoprodotto della produzione del formaggio, non è molto adatto. Il latticello, che a parte il grasso contiene tutte le sostanze nutritive del latte (nonché alcune lectine problematiche), dovrebbe essere evitato addirittura del tutto (da non confondere con il latte cagliato che, analogamente allo yogurt, si forma grazie all'aggiunta di determinati batteri del latte).
- Se avete spesso problemi ai bronchi o alle cavità nasali e anche se avete una certa predisposizione

LATTICINI, FORMAGGI E UOVA

VANTAGGIOSO	NEUTRO	DA EVITARE
Farmer cheese (formaggio fresco a pasta grossa)	Cheddar	Brie
Formaggio di capra	Edam	Burro
Formaggio di pecora (feta)	Emmenthal	Camambert
Kefir	Formaggio di soia (tofu)	Formaggi erborinati (gorgonzola, ...)
Latte di capra	Formaggio fresco doppia panna	Formaggio fuso
Mozzarella	Gouda	Gelato
Panna acida (magra)	Gruyère	Latte intero
Ricotta	Jarlsberg	Latticello
Yogurt	Latte di soia	Parmigiano
	Latte magro	Provolone
	Monterey Jack	Sorbetto
	Munster	
	Neufchâtel	
	Siero del latte	
	Uova	

al mal d'orecchio, dovreste limitare il consumo di latticini, poiché causano un'ulteriore produzione di muco.

- Per soddisfare il vostro fabbisogno di proteine mangiate pure un uovo ogni tanto. Nell'uovo non sono contenute le lectine presenti nella carne di pollo.

Cosa dovreste sapere a proposito di oli e grassi

- Anche se il desiderio di proteine animali dovesse essere maggiore di quanto consenta la scarsa produzione di succhi gastrici, ai grassi animali dovreste preferire l'olio d'oliva, che è ricco di acidi grassi insaturi.
- Tra gli oli e i grassi neutri, vale la pena di utilizzare l'olio di colza.

Cosa dovreste sapere a proposito di noci, semi e gherigli

- Sgranocchiare di tanto in tanto qualche noce o gheriglio aiuta a soddisfare il fabbisogno di pro-

OLI E GRASSI

VANTAGGIOSO	NEUTRO	DA EVITARE
Olio d'oliva	Olio di arachidi	Burro
	Olio di colza	Grasso di cocco
	Olio di fegato di merluzzo	Olio di cartamo
	Olio di semi di lino	Olio di semi di girasole
		Olio di semi di mais
		Olio di sesamo

NOCI, SEMI E GHERIGLI		
VANTAGGIOSO	**NEUTRO**	**DA EVITARE**
Arachidi (anche burro di arachidi)	Macadamia	Nocciole
Castagne (marroni)	Mandorle	Noce di cocco
Noci	Nocciole Hickory	Semi di girasole
	Noce brasiliana	Semi di papavero
	Pecano	Semi di sesamo (anche pasta di sesamo, tahini)
	Pinoli	Semi di zucca
	Pistacchi	
	Semi di tamarindo	

teine. Ma attenzione: nel gruppo sanguigno B le lectine proteiche contenute in questi alimenti provocano il calo dell'insulina e, dato che il gruppo sanguigno AB ha ereditato qualcosa dal gruppo A, anche nel vostro caso potrebbero avere luogo effetti negativi sulla digestione e sul metabolismo.

FAGIOLI E LEGUMI		
VANTAGGIOSO	**NEUTRO**	**DA EVITARE**
Fagioli di soia (rossi)	Cannellini	Ceci
Fagioli pinto	Fagioli bianchi	Fagioli aduki
Fagioli rossi	Fagioli del Kenia	Fagioli azuki
Lenticchie marroni	Fagioli principessa	Fagioli di Lima
	Fagioli verdi	Fagioli comuni
	Fagiolini	Fagioli novelli
	Fave	
	Lenticchie rosse	
	Piselli verdi	
	Pisellini dolci	

Cosa dovreste sapere a proposito di fagioli e legumi

- Le lenticchie marroni e i fagioli pinto fanno molto bene alle persone con sangue di tipo AB, mentre gli anticorpi del gruppo B hanno una grossa avversione per le lectine che vi sono contenute.

CEREALI, PASTE ALIMENTARI E PASTE LIEVITATE		
VANTAGGIOSO	**NEUTRO**	**DA EVITARE**
Avena: – crusca d'avena – farina d'avena – fiocchi d'avena Frumento: – farina di frumento con germogli – pane ai germogli di grano Pane alla farina di segale Pane alla soia Pane croccante di segale Pane di miglio Riso: – cialde di riso – farina di riso – riso basmati – riso bianco – riso naturale – riso selvatico – riso soffiato Spelta (grani)	Amaranto Crusca di avena Fiocchi di riso Fiocchi di soia Frumento: – bulgur – couscous – crusca di frumento – farina di frumento – farina di frumento integrale – farina tipo 405 o 550 – farine di grano duro – pane di frumento integrale – pane di grano duro – pasta di grano duro – semolino di grano duro – tritello di frumento Orzo Pane ai cereali misti Pane di segale Pane privo di glutine Quinoa Spelta: – farina di spelta – pane di spelta	Grano saraceno: – Kasha (grano saraceno tostato) – pasta di grano saraceno Mais: – cornflakes – farina di mais – pasta lievitata a base di farina di mais

Cosa dovreste sapere a proposito di cereali, paste alimentari e paste lievitate

I semi di amaranto possono essere utilizzati per fare il pane e i prodotti lievitati. I germogli e le foglie possono invece arricchire le insalate.

- Per quanto riguarda il frumento, vale quanto è stato detto a proposito del gruppo sanguigno A: cercate di mangiare poco frumento, perché la sua proprietà acidificante modifica l'equilibrio acido-basico dei muscoli. Di conseguenza, nel caso dei gruppi sanguigni A e AB, il tessuto muscolare reagisce in modo acido, mentre nel caso dei gruppi sanguigni 0 e B, tende al basico – entrambe le reazioni sono indesiderate. Alle persone con gruppo sanguigno AB fa bene solo il frumento che ha già formato dei germogli.

Cosa dovreste sapere a proposito della verdura

VERDURA			
VANTAGGIOSO	**NEUTRO**		**DA EVITARE**
Aglio	Alghe	Asparagi	Avocado
Broccoli	Bietola	Carota	Carciofi
Cavolfiore	Cavolini di Bruxelles	Cavolo bianco	Germogli dei fagioli verdi
Cavolo rosso	Cavolo rosso	Cavolo cinese	Mais
Cetriolo	Champignon	Cerfoglio	Olive (nere)
Dente di leone	Cipolla	Cicoria	Radicchio
Germogli di alfa-alfa	Crescione	Cipollotti	Rapanelli
Melanzana	Germogli di bambù	Finocchio	Shiitake (tipo di funghi)
Patata dolce (batata)	Insalata di campo	Indivia	Topinambur
Peperone (giallo, verde e rosso)	Lattuga	Insalata di montagna	
Prezzemolo	Okra	Navone	
Rapa rossa / barbabietola	Patata	Olive (verdi)	
Sedano	Porro	Pomodoro	
Verdura a foglia verde	Rafano	Radicchio	
Yam	Rucola	Rapanello daikon	
	Spinaci	Scalogno	
	Zucca	Zenzero	
		Zucchine	

- Anche se i pomodori non si trovano nell'elenco degli alimenti raccomandati, non occorre che li eliminiate dal vostro regime alimentare. Mentre le lectine proteiche di queste Solanacee non sono assolutamente tollerate dai gruppi sanguigni A e B, stranamente nel caso del gruppo sanguigno AB non creano particolari problemi. E, a quanto pare, anche il sangue di tipo 0 riesce a venirne a capo.
- Mangiate spesso abbondanti porzioni di verdura e di insalata. Le sostanze biologiche con virtù terapeutiche che abbondano nell'alimentazione vegetale ricca di vitamine fanno molto bene al sistema immunitario spesso debole caratteristico del gruppo sanguigno AB.

Cosa dovreste sapere a proposito della frutta

- Le arance disturbano l'assorbimento dei minerali nell'apparato intestinale e irritano le sensibili mucose dello stomaco caratteristiche delle persone

FRUTTA

VANTAGGIOSO	NEUTRO		DA EVITARE
Ananas	Albicocca	Anguria	Arancia
Ciliegia	Dattero	Fragola	Banana
Fico (fresco e secco)	Lampone	Lychees	Guava
Kiwi	Mandarino	Mela	Mango
Limone	Melone mielato	Mirtillo	Melagrana
Mirtillo rosso	Mora	Papaya	Rabarbaro
Pompelmo	Pera	Pesca	
Prugna	Pesca nettarina	Ribes (rosso e nero)	
Susina	Sambuco	Uva passa	
Uva (nera e bianca)			
Uva spina			

con gruppo sanguigno AB. Per questo motivo dovreste cercare di rinunciare del tutto alle arance, come del resto le persone con sangue di tipo A. Un'alternativa estremamente valida all'arancio è rappresentata dal pompelmo, un frutto leggermente aspro. Pur essendo un agrume, l'acido contenuto nel pompelmo non attacca le pareti dello stomaco.

- Le banane, che generalmente sono assai ben tollerate, possono disturbare molto la digestione delle persone con gruppo sanguigno AB. Tuttavia, in questo caso, non sono gli acidi contenuti nel frutto, ma le lectine specifiche del gruppo sanguigno, a creare problemi al gruppo sanguigno AB. Per colmare questa lacuna nel vostro regime alimentare potete ricorrere ad altri frutti ricchi di potassio come le albicocche, i fichi, le ciliegie o l'anguria.

Cosa dovreste sapere a proposito dei succhi di frutta e di verdura

SUCCHI DI FRUTTA E DI VERDURA

VANTAGGIOSO	NEUTRO	DA EVITARE
Succo d'uva	Mosto di sidro	Succo d'arancia
Succo di cavolo	Succo d'albicocca	
Succo di ciliegia	Succo d'ananas	
Succo di mirtilli	Succo di carota	
Succo di papaya	Succo di limone (diluito con acqua)	
	Succo di mela	
	Succo di pompelmo	
	Succo di prugna	
	Succo di verdura (delle verdure raccomandate)	

- Secondo il dottor D'Adamo, un bicchiere di acqua calda con il succo di mezzo limone, bevuto tutte le mattine, libera le persone con sangue di tipo AB dal muco in eccesso. Potete bere anche un bicchiere di succo di pompelmo o di papaya diluito, ma dovreste comunque limitarvi ai succhi vantaggiosi per il vostro organismo.
- Anche in questo caso vale il solito consiglio: non mescolate tra loro i succhi di frutta e di verdura. Solo le mele e le carote possono essere aggiunte a piacere a tutti i succhi. Quando effettuate delle miscele, state attenti che i succhi degli ortaggi verdi vengano combinati solo con tipi di verdure leggere, per esempio prezzemolo e spinaci con sedano o carote.

Cosa dovreste sapere a proposito di erbe aromatiche e spezie

- Le raccomandazioni della dieta secondo il gruppo sanguigno non si basano solamente sulle lectine contenute negli alimenti che provocano un effetto specifico in relazione al gruppo sanguigno. Dato che le persone con gruppo sanguigno AB hanno un apparato digerente estremamente sensibile, dovrebbero eliminare molte spezie e molte miscele di erbe aromatiche. Se l'aceto faccia parte dei condimenti sfavorevoli, è un argomento ancora controverso. Secondo alcuni solo le quantità eccessive di aceto alterano l'equilibrio acido basico dell'organismo. Invece, secondo il dottor D'Adamo, l'aceto è comunque un acidificante e, di conseguenza, le persone con gruppo sanguigno AB dovrebbero evitare del tutto questo acido. La cosa migliore è che scopriate da soli quale effetto ha l'aceto sul vostro organismo. Se lo stomaco vi dà spesso problemi, utilizzate l'aceto solo con estrema parsimonia, o eliminatelo del tutto.

ERBE AROMATICHE E SPEZIE			
VANTAGGIOSO	**NEUTRO**		**DA EVITARE**
Aglio Curry Miso (pasta di soia) Prezzemolo Rafano Zenzero	Agar-agar (gelificante) Alloro Aneto Basilico Bergamotto Cacao in polvere (cioccolata) Cannella Cardamomo Cerfoglio Chiodo di garofano Coriandolo Curcuma (radice gialla) Dragoncello Erba cipollina Estratto d'alga Farina di carruba Farina di maranta (tapioca) Maggiorana	Melassa (sciroppo di zucchero) Menta (anche menta piperita) Miele Noce moscata Paprica in polvere Pimento Rosmarino Sale Salvia Santoreggia Sciroppo d'acero Senape (anche in polvere) Tamari (salsa di soia) Timo Vaniglia Zafferano Zucchero (bianco e marrone)	Aceto balsamico Aceto di mele Aceto di vino (rosso e bianco) Anice Capperi Estratto di mandorle Fecola di mais Gelatina Ketchup Malto d'orzo Pepe (fiocchi, semi e polvere) Pepe di Cayenna Salsa Worchester Sciroppo di mais

Cosa dovreste sapere a proposito di tè alle erbe e infusi

- Nessun tè alle erbe, anche se è il vostro preferito, è adatto per un uso continuativo, poiché non si conoscono ancora bene gli effetti delle sostanze contenute nelle erbe. Di conseguenza, oltre agli effetti desiderati, potrebbero avere luogo anche effetti collaterali nel lungo periodo.
- Zuccherate il tè solo se è veramente necessario.

TÈ ALLE ERBE E INFUSI			
VANTAGGIOSO	**NEUTRO**		**DA EVITARE**
Alfa-alfa	Achillea millefoglie	Radice gialla giapponese	Aloe
Biancospino	Cayenna	Salvia	Fiori di tiglio
Camomilla	Corteccia d'olmo	Sambuco	Foglie di sena
Fiori di sena	Dente di leone	Stellaria	Genziana
Foglie di fragola	Foglie di lampone	Timo	Luppolo
Ginseng	Iperico	Valeriana	Rabarbaro
Lappola	Menta (anche menta piperita)	Verbena	Scutellaria
Liquirizia	Mora di gelso		
Rosa canina	Prezzemolo		
Rudbeckia			
Zenzero			

Cosa dovreste sapere a proposito delle bevande

- Il fatto che il caffè faccia parte delle bevande raccomandate non è comunque un buon motivo per eccedere nelle dosi. Il caffè fa molto bene alle persone con sangue di tipo AB, poiché stimola la scarsa produzione di succo gastrico, ma non è ancora certo che ciò valga anche per il caffè decaffeinato. Anche in questo caso vale quindi la regola: sperimentate e scoprite da voi se il caffè, con o senza caffeina, vi fa bene oppure male.

BEVANDE		
VANTAGGIOSO	**NEUTRO**	**DA EVITARE**
Acqua pura (di fonte o minerale)	Acqua da tavola (anche con soda)	Bevande a base di cola
Caffè in grani (anche decaffeinato)	Birra	Limonata
Tè verde	Vino bianco	Limonata dietetica
	Vino rosso	Liquori
		Tè nero

ELENCO ALFABETICO DEGLI ALIMENTI VANTAGGIOSI PER I VARI GRUPPI SANGUIGNI

A
Acqua 0, A, B, AB
Aglio 0, A, AB
Agnello 0, B, AB
Albicocche (succo) A
Alfa-alfa A, AB
Alghe 0
Aloe A
Alosa 0, B, AB
Amaranto A
Ananas A, B, AB
Arachidi, burro di arachidi A, AB
Aringa 0

B
Banana B
Barbabietola, rapa rossa B, AB
Batata (patata dolce) 0, B, AB
Biancospino A, AB
Bietola 0, A
Broccoli 0, A, B, AB
Bufalo 0

C
Cacciagione (cervo, capriolo) 0, B
Caffè (anche decaffeinato) A, AB
Camomilla A, AB
Carciofi 0, A
Carota A, B
Carpa A
Castagne (marroni) AB
Caviale B
Cavolfiore B, AB
Cavolini di Bruxelles B
Cavolo 0
Cavolo bianco B
Cavolo cinese B
Cavolo rapa 0, A
Cavolo rosso B, AB
Cetrioli AB
Cialde di riso A, B, AB
Cicoria 0, A
Ciliegie A, AB
Cipolla 0, A
Coniglio B, AB
Coregone 0, A
Corteccia d'olmo 0, A
Crusca d'avena B, AB
Crusca di riso B
Cuore 0
Curcuma (radice gialla) 0
Curry 0, B, AB

D
Dente di leone 0, A, AB
Dentice 0
Dentice rosso 0, A, AB

E
Eglefino B
Estratto d'alga 0

F
Fagioli aduki 0, A
Fagioli azuki 0, A
Fagioli dell'occhio 0, A
Fagioli di Lima B
Fagioli di soia rossi A, AB
Fagioli comuni B
Fagioli nani A
Fagioli neri A
Fagioli novelli A
Fagioli pinto 0, A, AB
Fagioli rossi AB
Fagioli verdi A
Farina d'avena A, B, AB
Farina di frumento con germogli AB
Farina di riso A, B, AB
Farina di segale A, AB
Farina di soia A
Farmer cheese B, AB
Fegato 0, B
Fichi (freschi o secchi) 0, A, AB
Fiocchi d'avena B, AB
Fiori di sena A, AB
Fiori di tiglio 0
Foglie di fragola AB
Foglie di lampone B
Formaggio di capra B, AB
Formaggio di pecora (feta) B, AB
Formaggio di soia (tofu) A

G
Gelato allo yogurt B
Germogli di alfa-alfa A, AB
Ginseng A, B, AB
Grano saraceno (anche tostato, Kasha) A

H
Halibut 0, B

I
Insalata romana 0, A
Iperico A

K
Kefir B, AB
Kiwi AB

L
Lappola A, AB
Latte di capra B, AB
Latte di soia A
Latte magro B
Lenticchie (verdi e rosse) A
Lenticchie marroni A, AB
Limone A, AB

Liquirizia B, AB
Luccio 0, B, AB
Lumache A, AB
Luppolo 0

M
Malto d'orzo A
Manzo 0
Melanzane B, AB
Melassa A
Menta piperita 0, B
Mirtillo A
Mirtillo rosso A, B, AB
Miso A, AB
Montone 0, B, AB
Mora di gelso 0
More A
Mozzarella B, AB

N
Nasello 0, B, AB
Navone A
Noci 0, AB

O
Okra 0, A
Olio d'oliva 0, A, B, AB
Olio di semi di lino 0, A

P
Pane ai germogli di grano A, B, AB
Pane alla soia A, AB
Pane croccante di segale AB
Pane di miglio B, AB
Pane di riso (integrale) B, AB
Pane di segale AB
Panna acida (magra) AB
Papaya B
Passera B
Pasta di grano saraceno A
Pastinaca 0, A, B
Patata dolce 0, B, AB
Pepe di Cayenna 0, B
Peperoncino piccante B
Peperone (giallo, verde e rosso) B, AB
Peperone rosso 0
Pesce persico blu 0
Pesce persico di fiume 0, A
Pesce spada 0
Pesce vela AB
Pompelmo A, AB
Porro 0, A
Porro 0, A
Prezzemolo 0, A, B, AB
Prugna (fresca e secca) 0, A, B, AB

R
Rafano 0, A, B, AB
Rana pescatrice A, B, AB
Rapa rossa, barbabietola B, AB
Ricotta B, AB
Riso (naturale, selvatico) AB
Riso basmati AB
Riso bianco AB
Riso integrale B, AB
Riso naturale AB
Riso selvatico AB
Riso soffiato B, AB
Rosa canina 0, A, B, AB

S
Salmone 0, A, B, AB
Salsa di soia A
Salvia B
Sardina 0, A, B, AB
Sebastes B, AB
Sedano AB
Semi di zucca 0, A
Senape A
Serranide B, AB
Sgombro 0, A, B, AB
Shiitake (tipo di funghi) B
Sogliola 0, B
Spelta B, AB
Spinaci 0, A
Stellaria 0
Storione 0, B, AB
Succo d'ananas 0, A, B
Succo d'uva B, AB
Succo di carota A
Succo di cavolo B, AB
Succo di ciliegia 0, A, AB
Succo di limone (diluito con acqua) A
Succo di mirtillo rosso B, AB
Succo di papaya B, AB
Succo di pompelmo A
Succo di prugna 0, A
Succo di sedano A
Susina 0, A, B, AB

T
Tacchino AB
Tamari (salsa di soia) A
Tè verde A, B, AB
Tofu (formaggio di soia) A
Tonno AB
Topinambur 0, A
Trota arcobaleno 0, A, AB
Trota salmonata A, B, AB

U
Uova B
Uva B, AB
Uva passa A
Uva spina AB

V
Valeriana A
Verdura a foglia verde 0, A, B, AB
Vino rosso A
Vitello 0

Y
Yam B, AB
Yogurt (anche di frutta) B, AB

Z
Zenzero 0, A, B, AB
Zucca 0, A

Capitolo 3
La dieta secondo il gruppo sanguigno: istruzioni per l'uso

In forma e snelli con piatti sani e appetitosi

Nelle pagine seguenti potete trovare le ricette per realizzare vari piatti principali, pietanze e contorni molto gustosi. Tutti i piatti sono stati creati combinando gli alimenti vantaggiosi per ogni gruppo sanguigno e completandoli con alcuni ingredienti neutri.
Si tratta ovviamente solo di esempi volti a mostrare come sia facile mettere in tavola piatti sani e fantasiosi seguendo la dieta secondo il gruppo sanguigno. Naturalmente siete liberi di modificare i vari menu aggiungendo altri alimenti vantaggiosi o neutri. A tal fine, scegliete gli alimenti che preferite consultando le tabelle alimentari relative al vostro gruppo sanguigno.

Mangiare troppo non è sano

Le proposte di menu dovrebbero stimolarvi a cucinare utilizzando gli alimenti raccomandati per il vostro gruppo sanguigno. Per questo motivo si è volutamente evitato di indicare precisi pesi e quantità. È sufficiente che teniate sempre presente che le porzioni dovrebbero essere preferibilmente di dimensioni ridotte. Se, dopo aver mangiato, vi sentite talmente sazi da voler fare un pisolino, allora avete mangiato sicuramente troppo. In linea generale, per gli adulti potrebbe valere la regola secondo la quale ad ogni pasto (considerando quattro pasti al giorno) tutti gli ingredienti messi insieme non dovrebbero superare i 125 grammi. Infatti non si tratta di rifornire il corpo una volta per tutte di tutte le sostanze necessarie, ma di fare in modo che queste siano sempre presenti nel sangue. Se preferite, invece di limitarvi ai quattro pasti suggeriti, potete anche suddividere i piatti in cinque o sei porzioni da assumere a piacere nel corso della giornata.

Alla fantasia non è posto (quasi) alcun limite

Nella vita quotidiana, se si creano piatti totalmente nuovi, è più facile nutrirsi seguendo la dieta secondo il gruppo sanguigno. Quindi procedete e inventate voi stessi il vostro piano alimentare individuale. E godetevi il piacere di operare tra i fornelli.

Aggiungere alla verdura uno o due cucchiai di olio d'oliva, unire al müsli tre o cinque gherigli di noce, mettere sul piatto una manciata di cavolo cinese oppure solo due foglie: tutto dipende dal vostro gusto personale. Mangiare il pesce alla griglia o al vapore, la verdura cruda o leggermente lessata, anche queste finezze possono variare a seconda delle vostre preferenze.

Nelle pagine seguenti non ci si propone di spiegare come cucinare o come pulire il pesce dalle scaglie prima di metterlo in padella, oppure come preparare una gelatina di frutta con agar-agar invece che

con la gelatina gelificante. L'obiettivo principale è che mettiate il gusto al primo posto.
Se finora non avete mai preparato i vostri piatti utilizzando ingredienti come l'estratto d'alga o i derivati della soia oppure se non avete mai provato i tipi di cereali come l'amaranto, la spelta o la quinoa, non è un problema. Acquistate questi ingredienti nei negozi specializzati in prodotti biologici o nelle erboristerie e seguite le indicazioni riportate sulla confezione. In questo modo non potete sbagliare. Infatti nei prodotti naturali, a seconda della procedura di elaborazione, ci sono differenze significative relative alle quantità e ai tempi di cottura. In commercio potete trovare anche molti libri in cui viene spiegato come preparare nel modo migliore piatti sani.

Gli alimenti sminuzzati, raffinati, scaldati, conservati, mescolati o preparati perdono molte delle loro qualità originarie.

La cosa più importante nella dieta secondo il gruppo sanguigno è che dovete scegliere, e combinare tra loro, gli alimenti più adatti alla vostra digestione. Questi alimenti si trovano innanzitutto nella categoria "vantaggioso" (per uno sguardo rapido, v. pp. 94-95). Utilizzate però anche gli alimenti neutri, in modo da introdurre un po' di varietà nel regime alimentare. "Considerate la dieta secondo il gruppo sanguigno come la tavolozza di un pittore", raccomanda il dottor D'Adamo, "da cui scegliere i colori nelle varie tonalità e nelle varie mescolanze".

Se si tratta di una questione di linea...

...non è necessaria nessuna dieta particolare. È sufficiente che nel corso della giornata mangiate solo piccole porzioni (fino a sei pasti da 60-80 grammi), prediligendo gli alimenti riportati nella categoria "vantaggioso". Il vostro metabolismo si adatterà presto alla nuova alimentazione e brucerà le calorie meglio di prima. Non appena il metabolismo si sarà normalizzato, il vostro peso si regolerà da sé. In generale, cercate di mangiare alimenti naturali e non contaminati da alcuna sostanza artificiale. Non combinate le proteine animali (questo vale soprattutto per le persone con gruppo sanguigno 0) con un'alimentazione troppo ricca di carboidrati (come pane, cereali, dolci), ma preferite invece la carne, il pesce, il formaggio e le uova abbinati a verdure fresche.

Gruppo sanguigno 0 – Suggerimenti per il menu settimanale

1° giorno

Colazione: Tè verde, acqua minerale, toast alla banana con pompelmo

Toast di segale, burro, banana, miele, pompelmo

Spalmare il toast con un velo di burro, adagiarvi sopra delle fettine di banana e versarvi sopra un poco di miele. Tagliare il pompelmo in due e mangiare la polpa con l'apposito cucchiaino.

Pranzo: Pesce alle erbe aromatiche con pastinaca e indivia

Trota arcobaleno, succo di limone, olio d'oliva, erbe aromatiche fresche (prezzemolo, aneto, cerfoglio), pastinaca, indivia

Sfregare il pesce con il succo di limone. Metterlo in una teglia da forno unta d'olio. Irrorare il pesce con un poco d'olio e aggiungere le erbe aromatiche. Cuocere coperto nel forno già caldo. Come contorno sono molto adatte pastinaca e indivia al cartoccio.

Spuntino: Carciofi in pinzimonio

Carciofi, succo di limone, maionese light, cerfoglio, prezzemolo, aglio, dragoncello

Cuocere i carciofi in acqua salata con un paio di gocce di succo di limone fino a quando diventano teneri. Preparare una salsina per pinzimonio con la maionese e le spezie. Staccare le foglie dei carciofi ad una ad una e intingerle nella salsa, poi staccare con i denti la polpa che si trova alla base delle foglie. Una volta terminate le foglie, tagliare il cuore dei carciofi in quattro e mangiarlo insieme alla salsa.

Cena: Cotoletta di vitello con spinaci

Il tofu può essere preparato in vari modi: arrosto, al vapore, tritato oppure crudo.

Cotoletta di vitello, olio d'oliva, cipolle, spinaci, aglio, sale, pepe di Cayenna, tofu (formaggio di soia)

Friggere la cotoletta nell'olio d'oliva. Rosolare le cipolle nell'olio e aggiungere gli spinaci freschi, poi cuocere a pentola coperta. Schiacciare l'aglio sopra agli spinaci, salare e pepare. Mescolare il tofu con sale e pepe di Cayenna e versare il tutto sugli spinaci. Servire la carne insieme alla verdura.

2° giorno

Colazione: Infuso di rosa canina e müsli di frumento

Lo sciroppo d'acero non si conserva molto a lungo. Se la bottiglia è aperta, riponetela in frigorifero.

Infuso di rosa canina, spelta, miglio, orzo, mela, sciroppo d'acero, anice in polvere

Mettere i cereali in una pentola piena d'acqua, portare ad ebollizione, spegnere il fuoco e lasciarli a bagno per circa 30 minuti, poi scolarli. Aggiungere la mela a tocchetti, lo sciroppo d'acero e l'anice in polvere. Mangiare questo müsli naturale sorseggiando infuso di rosa canina.

Pranzo: Carne di manzo al curry con paprica e riso

Salsa di soia, aglio, prezzemolo tritato, coriandolo, olio d'oliva, gulasch di vitello, curry, peperoni rossi, farina di quinoa, sale iodato, zucchero, riso

Mescolare salsa di soia, aglio, prezzemolo tritato, coriandolo e olio d'oliva. Immergere la carne in questa marinata e lasciarla insaporire per un'ora. Rosolare la carne, spolverizzarla con il curry e bagnare il tutto con una tazza d'acqua. Cuocere a fuoco lento e a pentola coperta per un'ora. Aggiungere i peperoni a dadini e continuare la cottura. Aggiungere la farina di quinoa e lasciar ispessire il sugo, poi aggiungere sale e zucchero. Il riso è molto adatto per accompagnare questo piatto gustoso.

Spuntino: Insalata romana con polpa di granchio

Aglio, erba cipollina, zenzero, salsa di soia, zucchero, sale, olio di semi di lino, polpa di granchio, insalata romana

Mescolare aglio tritato, erba cipollina, zenzero, salsa di soia, zucchero, sale e olio. Disporre la polpa di granchio sopra ad alcune foglie di insalata romana e irrorare con la salsa.

Cena: Zuppa ai fagioli azuki

Cipolla, porro, erbe aromatiche e verdure per minestra (prezzemolo, carote, sedano, timo), olio d'oliva, fagioli azuki, estratto d'alga, aglio, tofu (formaggio di soia)

Mettere i fagioli a bagno in acqua fredda affinché si ammorbidiscano. Affettare la verdura e rosolarla in una padella con un poco d'olio. Unire i fagioli ammorbiditi e coprire con acqua, poi cuocere a fuoco basso e a pentola coperta fino a quando tutti gli ingredienti diventano teneri. Aggiungere l'estratto d'alga e l'aglio e servire insieme a un pezzetto di tofu. Il pane neutro (pane croccante di segale o pane di miglio) è molto adatto per accompagnare questo piatto.

3° giorno

Colazione: Tè verde, succo di limone diluito, uovo strapazzato con prezzemolo su pane ai germogli di grano

Pane ai germogli di grano, burro, uova, prezzemolo fresco

Spalmare sul pane un velo di burro e mettervi sopra le uova strapazzate. Spolverizzare con abbondante prezzemolo tritato.

Pranzo: Fettine di salmone su cavolo rapa con purè di carote

Filetto di salmone privo di pelle, salsa di soia, miele, cavolo rapa, zenzero, olio d'oliva, brodo di miso, prezzemolo, succo di limone, mandorle in scaglie, carote, cipolle

Tagliare a fettine sottili il filetto di salmone e spennellare con salsa di soia e miele. Coprire, riporre in frigorifero e lasciar marinare per qualche minuto. Affettare il cavolo rapa e tagliare lo zenzero a dadini, poi rosolare entrambi in olio bollente, aggiungere il brodo di miso, coprire e lasciar stufare per cinque minuti. Aggiungere il prezzemolo e il succo di limone. Rosolare le scaglie di mandorle in una padella con un filo d'olio fino a quando diventano dorate, poi distribuirle sopra al pesce. Cuocere le carote e le cipolle con un poco d'olio fino a quando diventano tenere e ridurle in purè.

Spuntino: Carote e mele aromatizzate

Carote, mele, succo di limone, olio di colza, sale, sciroppo d'acero, semi di zucca

Grattugiare le carote e le mele. Creare una marinata mescolando succo di limone, olio, sale e sciroppo d'acero, poi unire le mele e le carote grattugiate. Guarnire con semi di zucca e servire.

Cena: Bistecca di cervo con contorno di cetrioli

Bistecca di cervo, olio, sale, cipolle, cetrioli, brodo di miso, vino rosso, pepe di Cayenna, aneto fresco

Spennellare la bistecca di cervo con l'olio e grigliarla su entrambi i lati, poi salare. Rosolare le cipolle nell'olio fino a quando assumono un colore dorato, aggiungere i cetrioli a tocchetti, un poco di brodo di miso e il vino rosso e cuocere fino a quando il cetriolo diventa tenero. Insaporire con una presa di pepe di Cayenna e spolverizzare con aneto tritato.

4° giorno

Colazione: Tè allo zenzero, succo d'albicocca, pane di miglio con marmellata di prugne e pinoli

Pane di miglio, burro, marmellata di prugne, pinoli

Spalmare sul pane un velo di marmellata di prugne e distribuirvi sopra i pinoli. Servire a colazione insieme a tè allo zenzero e succo d'albicocca.

Pranzo: Fegato di vitello con ananas e banane

Fegato di vitello, burro, sale, pasta di sesamo (tahini), ananas a fette, banana

Rosolare nel burro le fettine di fegato, salare e spalmare abbondantemente di pasta di sesamo. Scaldare in una padella le fette d'ananas e la banana tagliata a metà, poi distribuire la frutta sulle fettine di fegato.

Spuntino: Composta di fichi con vino rosso

Fichi freschi, zucchero, succo di limone, vino rosso

Cuocere per poco tempo i fichi in acqua con zucchero e un poco di succo di limone. Aggiungere un goccio di vino rosso, lasciare evaporare e servire.

Cena: Halibut con cicoria

Halibut, sale, pepe di Cayenna, olio d'oliva, burro, erbe aromatiche tritate (prezzemolo, dragoncello, cerfoglio), cicoria, ananas, mele, carote

Irrorare le fettine di halibut con una mistura di sale, pepe e olio, poi metterle in una padella bollente. Quando la lisca centrale si separa facilmente, il pesce è pronto. Mescolare il burro con le erbe aromatiche e versare sul pesce la salsina ottenuta. Mescolare le foglie di cicoria con pezzetti d'ananas, di mela e di carota e usare il tutto per accompagnare il pesce.

5° giorno

Colazione: Tè al prezzemolo, marmellata di mele (senza zucchero) con tofu alle prugne

Nel formaggio di soia (tofu), facilmente digeribile, sono contenute molte vitamine del complesso B e molte sostanze minerali.

Pane alla soia, burro, marmellata di mele senza zucchero, semi di girasole, tofu (formaggio di soia), prugne fresche o altri frutti di stagione, sciroppo d'acero

Spalmare sul pane prima un velo di burro, poi uno di marmellata di mele e guarnire con i semi di girasole. Mescolare il tofu con le prugne o con altri frutti freschi di stagione. Insaporire con lo sciroppo d'acero e servire.

Pranzo: Filetto d'agnello con timo e insalatina di campo

Filetto d'agnello, burro o olio d'oliva, cipolla, mela, aglio, timo fresco, vino bianco, sale, pepe di Cayenna, insalatina di campo, succo di limone

Tagliare il filetto d'agnello a fettine e rosolarlo in olio o burro bollente fino a quando è cotto. Togliere la carne dalla padella e tenerla al caldo coperta.

Mettere nella padella la cipolla, la mela e l'aglio affettati finemente e il timo tritato. Lasciar insaporire a fiamma vivace, aggiungere il vino bianco, salare e pepare e versare la salsa sui filetti di agnello ancora caldi. Condire l'insalatina di campo con una marinata fatta con olio d'oliva, succo di limone, pepe di Cayenna e sale.

Spuntino: Cracker colorati con formaggio di pecora

Cracker privi di glutine, formaggio di pecora, cetriolo, peperone rosso, erba cipollina

Mescolare il formaggio di pecora con il cetriolo a fettine e il peperone a striscioline, spalmare il composto sui cracker e guarnire con l'erba cipollina.

Cena: Insalata verde con semi di girasole

Insalata di stagione (dente di leone, indivia, insalatina di campo, romana), olio di semi di lino, cipolla, limone, zucchero, sale, pepe di Cayenna, semi di girasole

Creare una salsa mescolando olio di semi di lino, cipolla tritata, succo di limone, zucchero, sale, pepe di Cayenna e usarla per condire l'insalata. Poi guarnire con i semi di girasole.

6° giorno

Colazione: Tè alle erbe, pane croccante alla segale con marmellata di sambuco, uovo alla coque

Pane croccante alla segale, burro, marmellata di sambuco, uovo

Spalmare sul pane un velo di burro e uno di marmellata e mangiarlo insieme all'uovo alla coque (circa 3 minuti di cottura).

Pranzo: Cavolo riccio con macinato di manzo e topinambur

Carne macinata di manzo, olio di colza, pinoli, susine, brodo di miso, cavolo riccio (anche surgelato), cipolle, sale, topinambur

Il topinambur è un ottimo sostituto delle patate. Non contiene amido e può essere consumato anche crudo.

Rosolare bene la carne di manzo macinata con un poco d'olio, aggiungere i pinoli e le susine e lasciare che si scaldino. Aggiungere il brodo di miso e portare ad ebollizione. Se occorre, scongelare il cavolo riccio, poi saltarlo in padella con le cipolle rosolate, salare e aggiungere alla carne. Questo piatto si accompagna particolarmente bene con il topinambur al vapore.

Spuntino: Cialde di miglio con marmellata di prugne

Miglio, lievito naturale, latte di soia, sciroppo d'acero, sale, burro, acqua minerale, prugne o susine fresche, zucchero, succo di limone, acqua minerale

Mescolare il lievito al miglio tritato finemente, unire il latte di soia, lo sciroppo d'acero e il sale e mescolare bene l'impasto. Lasciar riposare per 30 minuti. Riscaldare la pentola o la macchinetta per le cialde, ungerla con un poco di burro e, prima di procedere con la cottura, unire all'impasto un goccio d'acqua minerale. Scaldare le prugne o le susine con un poco di zucchero e distribuirle sopra alle cialde calde.

Cena: Petto di pollo su pane con germogli di bambù e sesamo

Germogli di bambù, salsa di soia, succo di limone, erba cipollina, pepe, fette di pane, pasta di sesamo (tahini), insalatina, rapanelli, petto di pollo arrostito, semi di sesamo

Rosolare i germogli di bambù continuando a mescolare, aggiungere la salsa di soia, il succo di limone, l'erba cipollina e il pepe. Spalmare sulle fette di pane (neutro) un velo di pasta di sesamo e disporvi sopra le foglie di insalata, le fettine di rapanello, le fettine di petto di pollo e i germogli di bambù. Prima di servire guarnire con semi di sesamo.

7° giorno

Colazione: Succo d'ananas,cialde di riso con marmellata di mandorle, tofu con frutta

Cialde di riso, marmellata di mandorle, frutta neutra di stagione, tofu (formaggio di soia)

Spalmare sulla cialde di riso un velo di marmellata. Servire insieme al tofu accompagnato dalla frutta.

Pranzo: Alosa al cartoccio con bietole

Cipolle, carote, olio d'oliva, vino bianco, alosa, limone, pepe di Cayenna, prezzemolo, bietole da costa, sale, noce moscata

Affettare finemente le cipolle e le carote e stufarle in una padella con olio e un goccio di vino bianco. Disporre su un foglio di alluminio l'alosa, il limone a fettine e le verdure stufate, aggiungere pepe e prezzemolo tritato.
Chiudere il cartoccio e infornare. Separare le foglie delle bietole dai gambi e tagliarle grossolanamente, poi affettare i gambi. Rosolare un'altra cipolla tritata in una padella unta d'olio e aggiungere gli steli delle bietole, lasciar cuocere a fuoco lento per 5 minuti, poi unire anche le foglie. Salare, pepare e spolverizzare con la noce moscata. Aggiungere un goccio di vino bianco e lasciar cuocere coperto a fuoco lento per 10 minuti.

Spuntino: Bocconcini di arrosto di capriolo con fichi e olive

Fette di pane di miglio, burro, arrosto di capriolo, fichi freschi maturi, olive verdi

Spalmare sul pane un velo di burro e disporvi sopra alcune fettine di arrosto freddo di capriolo e i fichi tagliati a metà. Guarnire con le olive verdi.

In realtà il grano saraceno non è un cereale, ma una poligonacea. Importante per gli allergici al glutine: il grano saraceno non contiene glutine.

Cena: Zuppa di cerfoglio con aglio

Cipolla, burro, cerfoglio, farina di maranta, brodo di miso, sale, pepe di Cayenna, tuorlo d'uovo, latte di soia, vino bianco, pane di grano saraceno, aglio

Rosolare la cipolla nel burro fino a quando assume un bel colore dorato, aggiungere il cerfoglio e legare con un poco di farina di maranta, unire il brodo di miso, portare ad ebollizione e lasciare rapprendere. Salare e pepare. Mescolare il tuorlo d'uovo con il latte di soia e il vino bianco e unire il tutto alla zuppa. Spolverizzare con il cerfoglio. Il pane tostato con burro all'aglio è molto adatto per accompagnare questa gustosa zuppa.

Bevande salutari da assumere nel corso della giornata

Per il gruppo sanguigno 0 il succo di zucca è molto raccomandato anche come bevanda vitaminica.

Cocktail vitaminici a base di: uva e ananas; pompelmo e banana; zucca e pompelmo; carote e broccoli; pomodori e sedano; cetrioli e pomodoro; spinaci e barbabietola; finocchio e paprica. Inoltre anche frullati a base di latte, frutta e verdura (riportata nella categoria "vantaggioso").
Per saziare la sete: acqua pura (di fonte o minerale), tè alla menta piperita.
Sono consentiti anche il tè verde e, senza eccedere, la birra e il vino.

Gruppo sanguigno A – Suggerimenti per il menu settimanale

1° giorno

Colazione: Caffè, uovo, müsli con yogurt e mela

Uovo, yogurt, mela, avena integrale, anice o cannella in polvere

Cuocere l'uovo a piacere. Mescolare lo yogurt con la mela grattugiata e l'avena integrale. A seconda dei gusti, aggiungere l'anice o la cannella in polvere.

Pranzo: Zuppa di pesce colorata

Zucca, cavolo rapa, carote, cipolle, aglio, navone, fagioli verdi (o altra verdura o spezia per zuppe vantaggiosa o neutra), olio d'oliva, brodo di miso, filetti di pesce (pesce persico di fiume o merluzzo), alloro, rosmarino, tofu (formaggio di soia), succo di limone

Affettare la verdura e farla ammorbidire in una pentola (possibilmente di coccio) con un poco d'olio, ricoprire di brodo di miso e lasciar sobbollire per un poco. Aggiungere il pesce a tocchetti, l'alloro e il rosmarino e cuocere a fuoco lento. Aggiungere il tofu e speziare di nuovo con rosmarino e succo di limone.

Spuntino: Pane ai cetrioli e al rafano e succo di carota

Pane ai germogli di grano, rafano grattugiato, cetriolo, crescione fresco, succo di carota, prezzemolo

Spalmare sul pane un velo di rafano grattugiato, disporvi delle fettine di cetriolo e crescione fresco. Insaporire il succo di carota con un poco di rafano e con qualche fogliolina di prezzemolo.

Cena: Riso al latte con frutta secca

Riso, latte di soia, vaniglia, melassa, succo di limone, albicocche e prugne secche

Far rinvenire il riso nel latte di soia insaporito con un poco di vaniglia. Portare ad ebollizione acqua, melassa e un goccio di succo di limone, aggiungere la frutta secca e lasciare in infusione, poi servire insieme al riso.

2° giorno

Colazione: Tè alla menta piperita, succo d'ananas, marmellata di sambuco

Pane di miglio, ricotta, marmellata di sambuco, semi di girasole

Spalmare sul pane prima un velo di ricotta, poi uno di marmellata di sambuco e guarnire con i semi di girasole.

Pranzo: Petto di tacchino con porri

Petto di tacchino, sale, olio d'oliva, porro, pasta di sesamo (tahini)

Salare il petto di tacchino e irrorare con l'olio d'oliva, poi rosolarlo su entrambi i lati. Affettare finemente il porro e cuocerlo in un poco d'olio d'oliva, poi insaporirlo con la pasta di sesamo.

Spuntino: Biscotti d'avena integrale con latte alle more

Latte di soia, marmellata di more, biscotti d'avena integrale

Stemperare nel latte di soia un poco di marmellata di more e intingervi i biscotti.

Cena: Salmone freddo con germogli di alfa-alfa

Salmone, germogli di alfa-alfa, olio d'oliva, succo di limone, senape, aneto, sale, zucchero

Disporre il salmone sui germogli di alfa-alfa. Creare una marinata mescolando olio, succo di limone, senape, aneto, sale e zucchero e versarla sopra al salmone.

3° giorno

Colazione: Tè verde, macedonia di frutta, pane con burro di arachidi

Pane ai germogli di grano, burro di arachidi, frutta drupacea vantaggiosa o neutra (per esempio prugne, ciliegie, albicocche), sciroppo d'acero, arachidi

Spalmare sul pane un velo di burro di arachidi. Tagliare a pezzetti la frutta, addolcirla con lo sciroppo d'acero e guarnirla con le arachidi tritate.

Pranzo: Cotolette di pollo con zaziki

Cotolette di pollo, sale, aglio, olio d'oliva, scalogno, odori freschi (prezzemolo, aneto, erba cipollina), cetriolo, yogurt

Mescolare sale, olio d'oliva e aglio tritato e spennellare le cotolette con la mistura ottenuta, poi passarle sotto al grill del forno girandole a metà cottura. Sminuzzare l'aglio, lo scalogno e gli odori, grattugiare il cetriolo e mescolare il tutto con lo yogurt.

Spuntino: Dolce di semolino e succo di frutta con gelato allo yogurt

L'agar-agar è un gelificante e addensante vegetale ottenuto da alghe rosse e marroni ed è molto più sano della gelatina.

Bacche varie, limone, zucchero, agar-agar, gelato allo yogurt

Portare ad ebollizione le bacche con limone, zucchero e agar-agar (al posto della gelatina), poi lasciar raffreddare il tutto e guarnire con gelato allo yogurt.

Cena: Topinambur con broccoli

Topinambur, brodo di miso, olio d'oliva, odori freschi (prezzemolo, aneto, cerfoglio, erba cipollina), broccoli, semi di zucca

Affettare il topinambur e cuocerlo nel brodo di miso, poi saltarlo nell'olio bollente e insaporire con gli odori tritati. Servire insieme ai broccoli cotti al vapore e guarnire con i semi di zucca.

4° giorno

Colazione: Acqua e limone, tè verde, frittata di tofu con germogli di alfa-alfa

Tofu (formaggio di soia), uovo, olio d'oliva, germogli di alfa-alfa, tamari (salsa di soia)

Bere l'acqua e limone a stomaco vuoto. Ottenere un impasto mescolando uovo e tofu e utilizzarlo per cuocere una frittata. Guarnire con germogli di alfa-alfa freschi e spruzzare con un poco di tamari.

Pranzo: Luccio con salsa all'aneto e pastinaca

Filetti di luccio, sale, cipolla, olio d'oliva, vino bianco, succo di limone, aneto, senape, tofu (formaggio di soia), pastinaca

Per conservare il tofu fresco, copritelo con acqua fredda e riponetelo in frigorifero. Rinnovate l'acqua ogni giorno.

Salare il pesce e cuocerlo con la cipolla tagliata in una padella con un po' d'olio, insaporire con vino bianco e succo di limone. Mescolare aneto, senape e tofu e scaldare la salsao. Servire il pesce insieme alla salsa all'aneto e alla pastinaca arrostita a fettine.

Una vera alternativa ai cibi freschi è rappresentata dagli alimenti surgelati.

Spuntino: Yogurt con mirtilli

Yogurt, mirtilli (anche surgelati), sciroppo d'acero
Mescolare lo yogurt con i mirtilli (eventualmente scongelati) e addolcire con lo sciroppo d'acero.

Cena: Minestra di zucca con pastina di grano saraceno

Zucca, olio d'oliva, brodo di miso, tofu (formaggio di soia), succo di limone, noce moscata, pastina di grano saraceno, semi di zucca

Tagliare a pezzetti la polpa della zucca e rosolarla nell'olio bollente. Aggiungere il brodo di miso, il tofu e il succo di limone, ultimare la cottura e insaporire con la noce moscata. Aggiungere la pastina di grano saraceno e lasciare che si gonfi. Guarnire con i semi di zucca.

5° giorno

Colazione: Caffè, succo di sedano e carote, müsli fresco

Grano saraceno, miglio, orzo, nocciole, semi di zucca, ananas, tofu (formaggio di soia), melassa

Mettere i cerali a bagno nell'acqua e lasciar riposare il tutto un giorno nel frigorifero. Scolare l'acqua in eccesso e guarnire con nocciole, semi di zucca, ananas e tofu, poi addolcire con la melassa.

Pranzo: Tritello di grano saraceno piccante con insalatina di campo e fichi

Il grano saraceno può essere utilizzato anche per preparare polpette e frittate.

Grano saraceno, brodo di miso, spezie fresche (prezzemolo, erba cipollina, cerfoglio, basilico), cipolle, aglio, mozzarella, insalatina di campo, fichi freschi, olio d'oliva

Portare ad ebollizione il brodo di miso con i semi di grano saraceno e lasciar insaporire. Unire le spezie tritate, la cipolla e l'aglio, aggiungere la mozzarella a dadini e proseguire la cottura nel forno fino a quando il formaggio si è fuso. Mescolare l'insalatina di campo con i fichi e irrorare con un poco d'olio.

Spuntino: Biscotti alla farina di mais con marmellata di pere

Pere, succo di limone, vino bianco, zenzero, chiodi di garofano, zucchero, biscotti alla farina di mais

Sbucciare le pere, tagliarle a pezzetti e spruzzarle con il succo di limone, in modo che non anneriscano. Poi metterle in una pentola con acqua, vino, zenzero, chiodi di garofano e zucchero e cuocerle fino a che diventano tenere. Servire insieme ai biscotti alla farina di mais.

Cena: Coccio di lenticchie con kefir e pane di riso integrale

Cipolle, aglio, olio d'oliva, succo di limone, farina di spelta, lenticchie rosse o verdi, sale, alloro, maggiorana, prezzemolo, kefir, salsa di soia, pane di riso integrale

Affettare le cipolle e l'aglio e rosolare il tutto con un poco d'olio, bagnare con il succo di limone diluito e addensare con la farina di spelta. Aggiungere le lenticchie cotte e le spezie e portare ad ebollizione. Unire il kefir mescolando con cura e insaporire con la salsa di soia. Servire insieme a pane di riso integrale.

6° giorno

Colazione: Tè alla melissa, succo di pompelmo, cornflakes con latte di soia e ciliegie

Cornflakes, latte di soia, ciliegie (o mirtilli rossi)

Versare il latte di soia sopra ai cornflakes e unire le ciliegie prive di nocciolo (o mirtilli rossi).

Pranzo: Tofu in insalata aromatizzato

Tofu (formaggio di soia), olio d'oliva, aglio, succo di limone, origano, sale, cipolle, cetriolo, rapanelli, basilico

Immergere il tofu in una marinata di olio, spicchi d'aglio, succo di limone e origano. Lasciar insaporire per 2 ore, poi togliere dalla marinata. Aggiungere alla marinata una presa di sale. Mescolare in una ciotola la verdura tagliata a pezzetti e condire con la marinata. Rosolare il tofu fino a quando assume un colore dorato, poi spezzettarlo sopra all'insalata. Guarnire con il basilico.

Spuntino: Succo di prugne, cialde di riso e marmellata di albicocche

Cialde di riso, marmellata di albicocche

Spalmare sulle cialde un velo di marmellata e servire insieme al succo di prugne.

Cena: Sedano con arachidi

Gambi di sedano, olio d'oliva, arachidi salate, brodo di miso, noce moscata, succo di limone

Affettare i gambi di sedano e rosolarli in una padella con un poco d'olio. Aggiungere le arachidi, il brodo di miso e qualche foglia di sedano. Completare la cottura mescolando di tanto in tanto. Prima di servire insaporire con succo di limone e noce moscata.

7° giorno

Colazione: Caffè, succo d'uva, crusca d'avena con uva passa e pinoli

Fiocchi d'avena, latte di soia, uva passa, pinoli

Portare ad ebollizione i fiocchi d'avena nel latte di soia, poi lasciare raffreddare. Unire l'uva passa e guarnire con i pinoli.

Pranzo: Petto di pollo con riso alle albicocche

Petto di pollo, olio d'oliva, cipolle, albicocche secche, sale, cannella, uva passa, riso naturale, menta, prezzemolo

Rosolare il pollo con un poco d'olio, aggiungere le cipolle affettate, le albicocche (ammollate in acqua), il sale, la cannella e l'uva passa e cuocere a fuoco lento per 30 minuti. Disporre il riso precotto sopra al pollo, chiudere bene la pentola e lasciare stufare il tutto, fino a quando il riso e la carne sono teneri. Guarnire con menta e prezzemolo.

Spuntino: Ananas su un letto di mandorle

Ananas, miele, mandorle in scaglie, olio di colza, kefir

Irrorare le fette d'ananas con un poco di miele, guarnire con le scaglie di mandorle e cuocere in un poco di olio di colza. Servire insieme al kefir.

Cena: Tortino di verdure con tofu all'erba cipollina

Carote, cavolo rapa, barbabietola, formaggio leggero, senape dolce, erba cipollina, brodo di miso, uovo, noce moscata, olio di semi di lino o di colza, tofu (formaggio di soia)

Cuocere la verdura e grattugiarla finemente. Aggiungere il formaggio tritato, la senape, l'erba cipollina tritata, un poco di brodo di miso, l'uovo e una presa di noce moscata. Fare una tortina con il composto ottenuto e cuocerla con un poco di olio. Prima di servire, unire il tofu.

Bevande salutari da assumere nel corso della giornata

Acqua pura (di fonte o minerale), tè verde, tè freddo alla rosa canina, tè al sambuco. Salutari cocktail vitaminici a base di: ananas, fragole e uva; pompelmo e limone; carote e broccoli; prezzemolo e sedano. Sono consentiti anche il caffè e, senza eccedere, il vino rosso e il vino bianco.

Gruppo sanguigno B – Suggerimenti per il menu settimanale

1° giorno

Colazione: Tè verde, acqua minerale, müsli d'avena con uva e kiwi

Fiocchi d'avena, uva, kiwi, yogurt, miele o melassa

Mescolare i fiocchi d'avena con gli acini d'uva, il kiwi a fettine e lo yogurt e completare con il miele o la melassa.

Pranzo: Cosciotto d'agnello con riso

Cosciotto d'agnello, olio d'oliva, cavolo rapa, cipolle, aglio, yogurt, succo di limone, sale, menta verde, riso

Tagliare l'agnello a dadini e rosolarlo con un poco di olio. Togliere la carne dalla padella. Affettare finemente il cavolo rapa, le cipolle e l'aglio e rosolare il tutto nell'olio. Aggiungere la carne, unire lo yogurt mescolando accuratamente, coprire e ultimare la cottura a fuoco lento. Aromatizzare con il succo di limone e una presa di sale e guarnire con la menta. Servire insieme a riso selvatico o bianco.

Spuntino: Frullato al latticello con banane

Latticello, banane a fettine, succo d'ananas, nettare di pesca, succo di limone (poco)

Frullare accuratamente tutti gli ingredienti con il mixer.

Cena: Insalata variopinta

Cicoria, mela, uva, maionese, yogurt, limone, senape, miele

Mettere in una ciotola le foglie della cicoria (private della parte amara), la mela a pezzetti e gli acini d'uva. Emulsionare la maionese con lo yogurt, il limone a pezzetti e un poco di senape e addolcire con il miele. Versare la salsa sopra all'insalata.

2° giorno

Colazione: Tè alla liquirizia, succo d'arancia e uova all'occhio di bue

Uova, burro, pane privo di glutine, sale, prezzemolo

Friggere le uova nel burro bollente. Spalmare sul pane un velo di burro, disporvi sopra l'uovo, salare e guarnire con il prezzemolo tritato.

Pranzo: Merluzzo con salsa al dragoncello e insalatina di campo

Dragoncello, olio d'oliva, filetti di merluzzo, scalogno, sale, succo di limone, yogurt, insalatina di campo

Tritare il dragoncello, mescolarlo all'olio d'oliva e spennellare la marinata sui filetti di pesce. Lasciar insaporire nel frigorifero per qualche ora. Affettare lo scalogno e rosolarlo fino a che assume un bel colore dorato, aggiungere il pesce, salare, bagnare con il succo di limone e lasciare evaporare. Versare lo yogurt sopra al pesce e proseguire la cottura. Togliere il pesce dalla padella e far ispessire il sugo a fiamma vivace. Condire il pesce con la salsa e aggiungere un poco di dragoncello fresco. Servire insieme ad insalatina di campo (oppure indivia).

Spuntino: Insalata di dente di leone

Foglie fresche di dente di leone, aceto di vino, olio di semi di lino, sale, pepe di Cayenna

Tagliare le foglie di dente di leone a strisce sottili e condirle con aceto, olio, sale e pepe.

Cena: Padellata colorata di peperoni

Cipolle, olio d'oliva, peperoni verdi, rossi e gialli, aglio, sale, pepe di Cayenna, paprica in polvere, farina di maranta, aceto di vino, prezzemolo

Tagliare le cipolle a dadini e rosolarle nell'olio caldo fino a quando diventano dorate, aggiungere i peperoni a stiscioline e l'aglio schiacciato, coprire e cuocere a fuoco lento. Insaporire con le spezie e con un goccio d'aceto e guarnire con il prezzemolo.

3° giorno

Colazione: Tè verde, succo d'uva, pappa di miglio con mirtilli rossi

Miglio, succo di limone, miele, mirtilli rossi

Mettere il miglio in una pentola piena d'acqua e portare ad ebollizione, poi lasciarlo gonfiare per 30 minuti. Insaporire con succo di limone e miele e guarnire con mirtilli rossi.

Pranzo: Coniglio con cavolini di Bruxelles e batate

Attenzione al sale! Nel miso, la pasta fermentata dei fagioli di soia, ne è contenuto molto.

Cavolini di Bruxelles, brodo di miso, coniglio, sale, pepe di Cayenna, burro, cipolle, aglio, vino bianco, batate (patate dolci), cerfoglio

Cuocere i cavolini di Bruxelles in un poco di brodo di miso. Tagliare il coniglio a tocchetti e passarlo in una mistura di sale e pepe di Cayenna, poi rosolarli nel burro bollente. Aggiungere le cipolle affettate e l'aglio e ultimare la cottura. Bagnare con un goccio di vino bianco e servire insieme ai cavolini di Bruxelles e alle patate dolci cotte al forno. Prima di servire guarnire con il cerfoglio.

Spuntino: Gelato allo yogurt con cioccolata calda

Cioccolata, yogurt, gelato allo yogurt

Sciogliere la cioccolata a bagno maria, diluirla con un poco di yogurt mescolando con cura e versare il tutto sopra al gelato.

Cena: Zuppa cremosa alla trota

Carote, sedano, porro, burro, sale, pepe, succo di limone, farina d'avena, vino bianco, alloro, aneto, trota salmonata, kefir, crescione

Affettare le verdure e rosolarle nel burro.
Condire con sale, pepe e succo di limone. Aggiungere un poco di farina e diluire con il vino bianco. Aggiungere acqua, alloro e aneto e cuocere fino a quando le verdure sono tenere.
Tagliare la trota a dadini, aggiungerli alla zuppa e far bollire il tutto per qualche minuto. Prima di servire passare la zuppa al setaccio in modo da ottenere una minestra cremosa.
Aggiungere un poco di kefir e guarnire con il crescione.

4° giorno

Colazione: Caffè, succo d'ananas, pane di segale con formaggio di capra

Pane di segale, formaggio di capra, cumino

Spalmare il formaggio sul pane e guarnire con il cumino.

Pranzo: Halibut con verdura verde e pastinaca

Cipolle, zucchine, peperoni, pisellini dolci, brodo di miso, filetto di halibut, succo di limone, sale, pepe di Cayenna, senape, aneto, kefir, burro, pastinaca

Affettare la verdura e cuocerla in un poco di brodo di miso. Spolverizzare il pesce con succo di limone, sale e pepe di Cayenna, disporlo nella padella sopra alla verdura e lasciare insaporire. Prima di servire, ricoprire il tutto con una marinata a base di senape, aneto, kefir, pepe e sale.
Accompagnare con fettine di pastinaca passate nel burro.

Spuntino: Cialde di riso con confettura di susine e di pere

Susine, pere, miele, agar-agar, limone, cialde di riso

Tagliare la frutta a dadini, metterla in una pentola e ricoprire il tutto d'acqua. Aggiungere il miele e portare ad ebollizione. Sciogliere l'agar-agar nel succo di limone e aggiungerlo alla marmellata mescolando con cura. Lasciar raffreddare e spalmare la confettura sulle cialde.

Cena: Insalata di formaggio e erbe aromatiche

Insalatina di campo, cetriolo, cipollotti, emmenthal, kefir, aceto, sale, zucchero, pepe di Cayenna, erbe aromatiche fresche (prezzemolo, erba cipollina, crescione)

Tagliare l'insalata, il cetriolo, le cipolle e il formaggio. Condire con una salsa preparata con kefir, aceto, sale, zucchero, pepe di Cayenna, prezzemolo, erba cipollina e crescione.

5° giorno

Colazione: Tè alla menta piperita, acqua minerale, pane alla ricotta con cipolle

Pane ai germogli di grano, sale, ricotta, cipollotti freschi

Spalmare la ricotta sul pane e adagiarvi sopra delle fettine sottili di cipollotto.

Pranzo: Funghi shiitake con insalata di peperoni e formaggio di pecora

Funghi shiitake, burro, aglio, sale, pepe rosso, prezzemolo, peperoni, cipolle, olio di semi di lino, aceto di mele o di vino, erba cipollina, formaggio di pecora

Eliminare la parte dura del gambo dei funghi, tagliare i funghi a metà e rosolarli nel burro caldo. Aggiungere alcuni spicchi d'aglio, mescolare, salare, pepare e aggiungere il prezzemolo tritato. Tagliare i peperoni e le cipolle a striscioline e condire il tutto con una marinata a base di olio, aceto, sale, pepe ed erba cipollina. Distribuirvi sopra il formaggio di pecora a dadini.

Spuntino: Tritello di spelta con albicocche

Spelta, latte, albicocche secche, sciroppo d'acero

Portare ad ebollizione il latte con la spelta, spegnere il fuoco e lasciare che si gonfi. Ammorbidire le albicocche secche in un poco d'acqua calda e unirle alla spelta. Insaporire con lo sciroppo d'acero.

I germogli di alfa-alfa sono ricchi di vitamine e sostanze minerali e sono composti per il 30% da proteine.

Cena: Crema di sedano con germogli di alfa-alfa

Gambi di sedano, brodo di miso, yogurt, rafano, aceto, germogli di alfa-alfa

Cuocere il sedano nel brodo di miso, aggiungere lo yogurt e mescolare con cura con il mestolo di legno. Insaporire con lo zenzero tritato e una spruzzatina d'aceto. Guarnire con i germogli di alfa-alfa.

6° giorno

Colazione: Tè alla rosa canina, succo di sedano, pane di riso integrale, farmer cheese con erbe aromatiche

Pane di riso integrale, farmer cheese, erbe aromatiche (prezzemolo, erba cipollina, crescione)

Spalmare il pane con il formaggio e guarnire con le erbe aromatiche sminuzzate.

Pranzo: Cotolette di montone con padellata di melanzane

Peperoni, melanzane, olio d'oliva, aglio, sale, succo di limone, cotolette di montone, kefir, aneto, timo, pepe di Cayenna, zucchero

Tagliare i peperoni e le melanzane e metterle in una padella con un poco d'olio. Aggiungere l'aglio, coprire e cuocere a fuoco lento fino a quando la verdura è tenera. Salare e aggiungere il succo di limone.

In un'altra padella, cuocere le cotolette nell'olio bollente. Preparare una marinata mescolando kefir, aneto, timo, pepe di Cayenna, succo di limone, zucchero e sale e aggiungere il tutto alle cotolette ancora in padella. Servire la carne insieme alle verdure.

Spuntino: Frullato di banana allo yogurt

Banana, latte magro, gelato allo yogurt, vaniglia, limone

Usare il frullatore per preparare una bevanda a base di banana, latte magro, gelato allo yogurt, vaniglia e un goccio di succo di limone.

Cena: Insalata rossa di aringa

Aringa salata, barbabietole, patate, cetriolini sott'aceto, maionese, yogurt

Tagliare a pezzetti l'aringa, le barbabietole, le patate (bollite) e i cetriolini sott'aceto. Condire il tutto con una mistura di yogurt e maionese e mescolare bene fino a quando l'insalata assume un bel colore rosso.

7° giorno

Colazione: Tè verde, succo di pompelmo, frittata alle spezie, pane di miglio

Uova, yogurt, acqua minerale, prezzemolo, olio d'oliva, sale, pane di miglio

Sbattere le uova con un poco di yogurt, un goccio di acqua minerale e il prezzemolo tritato. Scaldare l'olio in una padella e cuocervi la frittata. Salare e servire insieme al pane di miglio.

Pranzo: Tortino di verdure

Broccoli, carote, uova, prezzemolo, pane di miglio grattugiato, sale, pepe di Cayenna, noce moscata, burro

Cuocere i broccoli e le carote, poi tagliare la verdura a dadini. Mescolare i dadini di verdura cotta, le uova, il prezzemolo e il pane grattugiato e formare un impasto. Aggiungere sale, pepe e noce moscata. Cuocere il tortino in una padella unta di burro.

Spuntino: Pane alla farina di riso con composta di frutti di bosco

Frutti di bosco assortiti freschi oppure surgelati, miele, anice, pane alla farina di riso

Scaldare i frutti di bosco sul fuoco (se sono surgelati, prima scongelarli) e insaporirli con anice e miele. Spalmare la composta sul pane.

Cena: Insalata di pisellini freschi

Pisellini freschi, baccelli verdi, brodo di miso, cipollotti, aneto, spelta, aceto, succo di limone, senape, olio di semi di lino, kefir, pepe di Cayenna, sale

Cuocere i piselli e i baccelli in un poco di brodo di miso. Scolare e unire i cipollotti affettati, l'aneto e la spelta cotta. Preparare una salsa a base di aceto, succo di limone, senape, aneto, olio di semi di lino e kefir. Salare e pepare e versare il tutto sopra alla verdura.

Bevande salutari da assumere nel corso della giornata

Cocktail vitaminici a base di: ananas e papaya; pompelmo e banana; mirtillo rosso, uva e ananas; cavolo bianco, mela e carota; carota e broccoli; cavolo bianco e sedano; cetriolo e prezzemolo; spinaci e barbabietola. Anche bevande miste come yogurt con kiwi, latticello con banana o papaya. Dissetanti quotidiani: acqua pura (di fonte o minerale), tè verde. Senza eccedere, sono consentiti anche il caffè nero, il tè nero, la birra, il vino rosso e il vino bianco.

- Provate la bevanda energetica del dottor D'Adamo: 1 cucchiaio da tavola di olio di semi di lino, 1 cucchiaio da tavola di lecitina in grani e 180-240 millilitri di succo di frutta. Mescolare con cura e bere immediatamente.

Gruppo sanguigno AB – Suggerimenti per il menu settimanale

1° giorno

Colazione: Caffè, succo d'albicocca, omelette con formaggio di pecora

Uova, latte magro, sale, olio d'oliva, formaggio di pecora

Sbattere le uova con un poco di latte magro e una presa di sale. Cuocere l'omelette in una padella con olio d'oliva bollente, distribuirvi sopra il formaggio a tocchetti e arrotolare.

Pranzo: Sella d'agnello con purè d'ananas

La farina di maranta viene venduta anche con il nome di tapioca.

Sella d'agnello, timo, rosmarino, maggiorana, zenzero, salvia, tamari (salsa di soia), brodo di miso, ananas, senape, farina di maranta, fave, latte magro, prezzemolo

Tritare le spezie, mescolarle con un poco di tamari e spalmare la marinata sulla carne. Cuocere nel forno preriscaldato e aggiungere un poco di brodo di miso. Di tanto in tanto bagnare la carne con il sughetto. Quando la carne è cotta, preparare una mistura a base di ananas a tocchetti e senape e spennellarla sulla carne. Far addensare il sugo della carne aggiungendo un poco di farina di maranta. Cuocere le fave nel latte magro fino a quando sono tenere. Guarnire con prezzemolo tritato e servire tutto insieme.

Spuntino: Macedonia di ciliegie e mele con crema di ribes

Ciliegie (anche surgelate), mela, panna acida, marmellata di ribes, succo di limone

Privare le ciliegie del nocciolo e unirle alla mela a dadini. Sbattere la panna acida con un poco di marmellata di ribes e aggiungere una spruzzatina di succo di limone. Versare la crema sopra alla macedonia.

Cena: Riso selvatico con sedano e arachidi

Sedano, arachidi, olio d'arachidi, riso selvatico, odori freschi (prezzemolo e cerfoglio)

Tagliare il sedano e rosolarlo nell'olio d'arachidi insieme alla arachidi. Cuocere il riso e aggiungere le spezie. Disporre il sedano sopra al riso e servire.

2° giorno

Colazione: Tè all'iperico, succo di pompelmo, riso al latte con ciliegie

Riso al latte, latte magro, sale, zucchero, vaniglia in polvere, ciliegie (anche surgelate), mandorle a scaglie

Cuocere il riso al latte in acqua fino a quando è al dente, poi scolarlo e lasciarlo gonfiare nel latte bollente. Condire con una presa di sale, zucchero e vaniglia in polvere. Servire insieme alle ciliegie calde e guarnire con le scaglie di mandorle.

Pranzo: Gulasch di pesce con broccoli

Sgombro, carpa, sebastes, sale, paprica in polvere, succo di limone, erbe aromatiche fresche (prezzemolo, aneto, cerfoglio), cipolle, aglio, olio d'oliva, pomodori, broccoli

Tagliare il pesce a dadini, spolverizzare con sale e paprica in polvere e bagnare con il succo di limone. Rosolare le spezie tritate, le cipolle affettate e l'aglio schiacciato nell'olio d'oliva, poi aggiungere i pomodori a tocchetti e i pezzi di pesce.
Coprire e cuocere a fuoco lento. Servire insieme ai broccoli cotti al vapore.

Spuntino: Mozzarella con pomodori

Mozzarella, pomodori, sale, basilico, olio d'oliva

Affettare la mozzarella e i pomodori e disporli su un piatto. Salare e distribuire sopra alle fettine alcune foglie di basilico, poi irrorare con l'olio d'oliva.

Cena: Insalata di lenticchie con germogli di alfa-alfa

Lenticchie, brodo di miso, cipolle, aglio, vino rosso, zucchero, germogli di alfa-alfa

Cuocere le lenticchie nel brodo di miso, poi scolarle. Mettere le lenticchie in una ciotola e aggiungere la cipolla affettata e l'aglio. Spruzzare con un goccio di vino rosso, aggiungere una presa di zucchero, mescolare bene e lasciare insaporire. Guarnire con germogli di alfa-alfa e servire.

3° giorno

Colazione: Caffè, succo di carota, pane alla soia con marmellata

Pane alla soia, farmer cheese, marmellata di uva spina, arachidi

Spalmare sul pane un velo di formaggio e poi uno di marmellata. Guarnire con le arachidi e servire.

Pranzo: Ragù di coniglio con fagioli verdi

Coniglio, olio d'oliva, rosmarino, alloro, tamari, vino bianco, pomodori, carote, porro, brodo di miso, panna acida (o formaggio fresco di soia), prezzemolo, fagioli verdi, cipolle, timo

In pratica il tamari è un condimento universale a base di acqua, sale marino e fagioli di soia.

Tagliare il coniglio a dadini e rosolarlo nell'olio. Aggiungere le spezie tritate, condire con il tamari e bagnare con un goccio di vino bianco. Pelare i pomodori, tagliarli a pezzetti e aggiungerli alla carne. Unire anche le carote a rondelle e il porro affettato. Coprire il tutto con il brodo di miso. Ultimare la cottura nel forno. Legare con la panna acida e guarnire con il prezzemolo. Cuocere i fagioli e le cipolle con un poco d'olio, aggiungere il timo e servire la verdura insieme alla carne.

Spuntino: Pere con crema di cioccolata

Cioccolata, cannella, gelato allo yogurt, pere, mandorle a scaglie

Sciogliere la cioccolata in un pentolino con un poco d'acqua bollente e la cannella. Aggiungere il gelato allo yogurt e mescolare con cura fino ad ottenere un composto omogeneo. Versare la crema sopra alle pere sbucciate e tagliate a metà e guarnire con le mandorle a scaglie.

Cena: Melanzane gratinate

Melanzane, sale, farina d'avena, olio d'oliva, emmenthal, pomodori, pinoli

Sbucciare le melanzane, tagliarle a fettine e salarle leggermente. Infarinare le fette di melanzana e friggerle su entrambi i lati in olio bollente. Mettere le melanzane fritte su una carta assorbente per eliminare il grasso in eccesso. Grattugiare l'emmenthal e mescolarlo ai pomodori sbucciati e tagliati a dadini, aggiungere un goccio d'olio. Disporre le melanzane in una teglia da forno e ricoprirle con il composto di formaggio e pomodoro, poi mettere la teglia sotto al grill del forno. Prima di servire guarnire con alcuni pinoli.

4° giorno

L'amaranto è un tipo di cereale proveniente dall'America centrale. Rispetto al frumento contiene proteine con valore biologico più elevato.

Colazione: Tè verde, acqua e limone, müsli con ananas e fichi

Fiocchi di cereali (miglio, avena, amaranto, o altri cerali a scelta), ananas, fichi freschi o secchi, yogurt, sciroppo d'acero, nocciole tritate

Mescolare i fiocchi di cereali con la frutta a pezzetti e con lo yogurt. Insaporire con lo sciroppo d'acero e guarnire con le nocciole tritate.

Pranzo: Tacchino con crema di spezie

Tofu (formaggio di soia), farina integrale, olio d'oliva, scalogno, aglio, pomodori, brodo di miso, panna acida, prezzemolo, erba cipollina, tamari (salsa di soia), carne di tacchino

Tagliare il tofu a dadini e infarinarlo leggermente. Rosolare i dadini infarinati nell'olio bollente e aggiungere lo scalogno affettato e l'aglio schiacciato. Unire i pomodori pelati e tagliati a tocchetti e bagnare con un poco di brodo di miso. Cuocere a fuoco lento. Insaporire con la panna acida, le spezie e il tamari e servire la crema insieme al tacchino cotto a piacere.

Spuntino: Cialde di riso con composta di ciliegie

Ciliegie, vino rosso, zucchero, cannella, chiodi di garofano, cialde di riso

Privare le ciliegie del nocciolo, poi metterle in una pentola con acqua, un goccio di vino rosso, zucchero, cannella e chiodi di garofano e portare il tutto ad ebollizione. Togliere dal fuoco e lasciar raffreddare. Servire insieme alle cialde di riso.

Cena: Zuppa di lumache con toast al formaggio

Cipolle, carote, olio d'olive, lumache (anche surgelate), brodo di miso, farina di frumento, yogurt, aglio, prezzemolo, toast, emmenthal

Tagliare le cipolle e le carote a dadini e rosolarle nell'olio. Aggiungere le lumache e lasciare evaporare il liquido. Bagnare con il brodo di miso e portare

ad ebollizione. Aggiungere un poco di farina e ricoprire con acqua.
Lasciar cuocere la zuppa fino a quando le carote sono tenere. Poi unire l'aglio schiacciato, il prezzemolo tritato e lo yogurt e mescolare con cura. Tritare l'emmenthal, disporlo sui toast e passarli sotto al grill del forno.
Servire i toast insieme alla zuppa.

5° giorno

Colazione: Tè alla rosa canina, succo di papaya, pane di riso integrale con purea di mandorle

Purea di mandorle, tofu (formaggio di soia), pane di riso integrale

Mescolare la purea di mandorle con il tofu e spalmare il tutto sul pane.

Pranzo: Sebastes con cetrioli stufati in crema di aneto

Cipolle, aglio, olio d'oliva, filetti di sebastes, sale, limone, cetrioli, tamari (salsa di soia), panna acida, senape, aneto

Affettare le cipolle e rosolarle nell'olio insieme all'aglio. Tagliare il pesce a dadini e sbucciare gli spicchi di limone. Aggiungere alle cipolle il pesce a dadini e gli spicchi di limone, coprire con acqua, coprire la pentola e cuocere a fuoco lento. Tagliare i cetrioli a fettine e cuocerli a parte con un poco d'olio. Unire una salsina preparata con tamari, panna acida, senape e aneto tritato. Servire tutto insieme.

Spuntino: Tortino di prugne

Uova, farina di frumento, sale, latte magro, prugne, olio d'oliva, zucchero, cannella

Mescolare le uova, la farina, il sale e il latte fino ad ottenere un impasto omogeneo e cremoso. Unire le prugne a pezzetti e cuocere il tutto in una padella unta con olio d'oliva. Spolverizzare con zucchero e cannella e servire.

Cena: Insalata di cavolfiore con noci

Cavolfiore, brodo di miso, tofu (formaggio di soia), prezzemolo, olio di semi di lino, rafano, succo di limone, noci tritate

Cuocere il cavolfiore nel brodo di miso. Mescolare il tofu con il prezzemolo tritato, l'olio di semi di lino, il rafano e il succo di limone. Versare la marinata sopra al cavolfiore e lasciar insaporire. Guarnire con noci tritate e servire.

6° giorno

Colazione: Caffè, succo d'uva, pane ai germogli di grano con cetrioli e formaggio di capra

Pane ai germogli di grano, cetrioli, formaggio di capra, erba cipollina

Spalmare sul pane uno strato di formaggio di capra e ricoprire con fettine di cetriolo, poi guarnire con l'erba cipollina.

Pranzo: Padellata di verdura con spelta

Cipolle, olio d'oliva, porro, cetriolo, mela, spelta, pomodori, tamari (salsa di soia), prezzemolo

Affettare le cipolle e rosolarle con un poco d'olio. Tagliare a pezzetti la verdura e la mela e aggiungere il tutto alle cipolle. Coprire con acqua, aggiungere la spelta pronta per l'uso (erboristeria) e cuocere a fuoco lento fino a quando la verdura è tenera. Aggiungere i pomodori a dadini e lasciare cuocere ancora per qualche minuto. Insaporire con il tamari e guarnire con il prezzemolo tritato.

Spuntino: Kefir con frutta

Kiwi, albicocche secche, kefir (o formaggio fresco di soia), riso soffiato

Sbucciare i kiwi e tagliarli a pezzetti. Ammollare le albicocche in acqua calda e tagliarle a pezzetti. Mescolare la frutta a dadini con il kefir (o formaggio fresco di soia) e spolverizzare con riso soffiato.

Cena: Insalata di ananas e tonno

Riso naturale, tonno (in scatola), piselli verdi (surgelati), ananas, succo di limone, sale, zucchero, crescione

Cuocere il riso e mescolarlo al tonno e ai piselli (bolliti), unire l'ananas tagliato a pezzetti. Insaporire con succo di limone, sale e zucchero e guarnire con il crescione.

7° giorno

Colazione: Tè verde, pane ai germogli di grano con marmellata di susine

Marmellata di susine, pane ai germogli di grano, pinoli

Spalmare sul pane un velo di marmellata di susine e guarnire con i pinoli.

Pranzo: Frittelle di fiocchi d'avena con formaggio fresco alle erbe

Fiocchi d'avena, cipolle, erba cipollina, alghe, uova, farina d'avena, olio d'oliva

Ammollare in acqua i fiocchi d'avena e lasciarli gonfiare. Mescolare i fiocchi d'avena con le cipolle a fettine, l'erba cipollina tritata, le alghe e le uova sbattute. Utilizzare il composto per fare delle piccole frittelle, infarinarle e friggerle nell'olio bollente. Servirle insieme al formaggio fresco alle erbe.

Spuntino: Cocktail piccante di verdure

Carote, cetrioli, sedano, prezzemolo, pompelmo, acqua minerale, sale

Tagliare a dadini la verdura e il pompelmo, unire gli altri ingredienti e frullare tutto nel mixer.

Cena: Tofu al forno con olive verdi

Tofu (formaggio di soia), salsa di soia, uovo, aglio, mandorle a scaglie, olio d'oliva, olive verdi

Tagliare il tofu a fettine e irrorarle con la salsa di soia. Sbattere l'uovo con l'aglio schiacciato. Passare le fettine di tofu nell'uovo sbattuto e poi impanarle con le scaglie di mandorle. Friggere il tofu impanato nell'olio bollente. Servire insieme alle olive verdi.

Bevande salutari da assumere nel corso della giornata

Cocktail vitaminici a base di: ananas e kiwi; mirtilli rossi e uva; pompelmo e ciliegie; mela e barbabietola; carote e patate dolci; sedano, prezzemolo e cetrioli; cavolo bianco, spinaci e carote; pomodori e aglio.
Anche bevande miste a base di latte magro o di soia, per esempio latte ai lamponi (anche surgelati), latte e miele.
Dissetanti quotidiani: acqua pura (di fonte o minerale) con limone, anche prima di colazione a stomaco vuoto. Senza eccedere, sono consentiti anche il caffè, la birra, il vino rosso e il vino bianco.

Se avete ospiti

Se alla vostra tavola avete dei buongustai con gruppi sanguigni differenti, non è necessario che prepariate un piatto per ogni gruppo sanguigno. La dieta secondo il gruppo sanguigno è talmente facile da variare, che è possibile preparare in un battibaleno un pranzo sano e gustoso adatto a tutti.

Il metodo più semplice: realizzate i vostri deliziosi menu, in modo che ogni commensale possa scegliere il contorno più adatto al suo organismo. Ecco un esempio:

Salmone al vapore, insalata verde con tacchino e fichi, pane ai germogli di grano, patate (non per il gruppo sanguigno A), topinambur (non per i gruppi sanguigni B e AB), succo d'ananas

Questo menu va bene per tutti, solamente i commensali con gruppo sanguigno A dovrebbero evitare le batate (patate dolci) e servirsi di topinambur. Per contro, il topinambur, anche detto carciofo israeliano, non è raccomandato alle persone con gruppo sanguigno B e AB.

Il metodo alternativo: variate gli ingredienti già durante la preparazione dei piatti e delle singole porzioni, per rispettare i vari gruppi sanguigni. Esempio:

Insalata di ananas e pere con sedano

Tagliate l'ananas e le pere a pezzetti e mescolateli con i gambi di sedano affettati finemente e i cipollotti freschi. Per i commensali con gruppo sanguigno 0 e A preparate un condimento a base di tofu, per quelli con gruppo sanguigno B e AB condite l'insalata con lo yogurt.

Il metodo migliore: scegliete solo gli alimenti che sono espressamente consigliati per i gruppi sanguigni in questione, ossia quelli riportati nella categoria "vantaggioso", e, se occorre, aggiungete contorni appartenenti alla categoria "neutro". Ecco alcuni esempi:

0 + A *Pesce persico di fiume, cavolo rapa, insalata romana, semi di zucca, succo di prugna, tè alla corteccia d'olmo*

0 + B *Selvaggina (cervo, capriolo), pastinaca, prezzemolo, succo d'ananas, tè alla menta piperita*

0 + AB *Montone, patate dolci (batate), fagioli pinto, curry, fichi, succo di ciliegia, tè alla rosa canina*

A + B *Trota salmonata, carote, cialde di riso, mirtilli rossi, succo d'ananas, tè al ginseng*

A + AB *Salmone, lumache, fagioli di soia, germogli di alfa-alfa, pompelmo, tè alla camomilla*

B + AB *Coniglio, barbabietola, melanzane, uva, succo di cavolo, tè alla liquirizia*

0 + A + B + AB *Merluzzo, broccoli, pane ai germogli di grano, zenzero, susine, acqua minerale*

Per agevolare la combinazione degli alimenti, a pagina 94 e 95 potete trovare l'elenco alfabetico – dalla A come acqua alla Z come zucca – di tutti gli alimenti vantaggiosi con i rispettivi gruppi sanguigni.

Il metodo più rapido: state attenti solo agli alimenti che tutti i commensali dovrebbero evitare e combinate a piacere tutti gli altri alimenti. Tuttavia, alla lunga questa soluzione non è la migliore, perché il menu potrebbe comprendere troppi alimenti neutri e troppo pochi alimenti vantaggiosi.
Scoprite da voi in che modo combinare al meglio i vostri menu seguendo la dieta secondo il gruppo sanguigno. Vedrete che in poco tempo diventerete degli esperti. Ma, affinché la dieta secondo il gruppo sanguigno vi entri, nel vero senso della parola, nella carne e nel sangue, tenete a mente quanto segue: meglio mangiare spesso piccole porzioni degli alimenti raccomandati, in modo che la quantità massima delle sostanze preziose che vi sono contenute arrivi nel sangue in modo regolare.

DELLA STESSA COLLANA

■ Alimentazione

Stevia
L'alternativa naturale allo zucchero
Ray Sahelian, Donna Gates
120 pag. • Codice: 11637 • ***15,00 €***

Aceto di mele
L'elisir di salute per ogni giorno
Hans Peter Bleuel
112 pag. • Codice: 07974 • ***9,90 €***

Alimentazione naturale dallo svezzamento all'adolescenza
I prodotti biologici sulla tavola del bambino
Giulia Fulghesu
256 pag. • Codice: 11645 • ***19,90 €***

Cucina energetica e curativa
Per vivere più sani e più a lungo
Ferenc Holecz
344 pag. • Codice: 02166 • ***16,53 €***

Dimagrire con la dieta secondo il gruppo sanguigno
Anita Hessmann Kosaris
144 pag. • Codice: 12692 • ***11,90 €***

Il tè verde
Hu Hsiang-Fan, Marion Zerbst
104 pag. • Codice: 07966 • ***12,00 €***

Kombucha
La riscoperta di un antico rimedio orientale
Sven-Jörg Buslau, Corinna Hembd
127 pag. • Codice: 09527 • ***12,39 €***

L'alimentazione vegetariana
Ghislaine Lepetit De La Bigne, Agathe Amante
224 pag. • Codice: 9604 • ***19,90 €***

La dieta metabolica
Perdere peso senza il calcolo delle calorie
Marcello Mandatori
128 pag. • Codice: 16205• ***11,90 €***

La dieta secondo il gruppo sanguigno
Anita Hessman Kosaris
160 pag. • Codice: 08083 • ***9,90 €***

La salute con i succhi di frutta e verdura
Cherie Calbom, Maureen B. Keane
280 pag. • Codice: 9434 • ***19,00 €***

■ Aromaterapia

Aromaterapia per tutti i giorni
Gli oli essenziali per la salute, per la bellezza e per la casa
Michael Kraus
128 pag. • Codice: 00694 • ***9,90 €***

Enciclopedia degli oli essenziali
Julia Lawless
324 pag. • Codice: 9523 • ***21,00 €***

Manuale di aromaterapia
Le qualità terapeutiche degli oli essenziali
Danièle Ryman
192 pag. • Codice: 7393 • ***12,91 €***

Profumi celestiali
Uso delle essenze naturali e loro azione sul corpo e sulla mente
Susanne Fischer-Rizzi
304 pag. • Codice: 01224 • ***16,00 €***

■ Fitoterapia

Calendula
Consigli e preparazioni per una pelle bella e sana
Sven-Jörg Buslau, Corinna Hembd
136 pag. • Codice: 11548 • ***13,00 €***

Fiori di Bach per bambini
Sigrid Schmidt
96 pag. • Codice: 14164 • ***11,90 €***

I fiori di Bach per tutti
Capire, guarire e crescere
Barbara Gulminelli
240 pag. • Codice: 13699 • ***15,90 €***

Aloe Vera
Le proprietà terapeutiche di una pianta versatile ed efficace
Julia Lawless, Judith Allan
168 pag. • Codice: 10681 • ***14,90 €***

Arnica
Un rimedio efficace per ferite, ecchimosi ed ematomi, infiammazioni, disturbi della circolazione
Angeline Bauer, René Prümmel
136 pag. • Codice: 1153X • ***12,00 €***

Decotti e tisane
Costanza Giunti
183 pag. • Codice: 12811 • ***17,90 €***

Echinacea
La pianta che stimola le difese immunitarie
Douglas Schar
152 pag. • Codice: 10665 • ***12,40 €***

Fiori di Bach
Guida illustrata (libro + CD-ROM)
Hildegard Liebl
Codice: 08075 • ***25,31 €***

Floriterapia di Bach
Corso pratico in sette giorni
Stefan Ball
184 pag. • Codice: 08288 • ***14,98 €***

Ginkgo
Elisir di lunga vita
Peter Koeler
110 pag. • Codice: 07931 • ***9,81 €***

Guarire con i fiori di Bach
Guida pratica alla floriterapia
Judy Howard, John Ramsell
130 pag. • Codice: 9396 • ***14,98 €***

Iperico
La natura contro la depressione
Sven-Jörg Buslau, Corinna Hembd
144 pag. • Codice: 09055 • ***9,81 €***

L'olio di Tea Tree
Susan Drury
80 pag. • Codice: 07133 • ***13,90 €***

Le 100 erbe della salute
Fabio Firenzuoli
320 pag. • Codice: 09772 • ***18,08 €***

Le alghe per la salute
Proprietà terapeutiche e nutrizionali dell'alga Klamath
Karl J. Abrams
272 pag. • Codice: 07117 • ***17,90 €***

Le erbe curative
Guida fondamentale alle proprietà terapeutiche dei farmaci naturali
Michael Castleman
480 pag. • Codice: 9159 • ***30,47 €***

Le piante da bere
Piergiorgio Chiereghin
144 pag. • Codice: 09322 • ***13,00 €***

Manuale di fitoterapia per i meno giovani
Anna Vigoni Marciani
168 pag. • Codice: 00120 • ***12,91 €***

Il Metodo Kousmine

Il metodo Kousmine
Alimentazione sana, apporto di vitamine e minerali, igiene intestinale, implicazioni psicologiche
Association Médicale Kousmine Internationale
180 pag. • Codice: 9213 • ***12,90 €***

La salute a tavola
90 ricette secondo il metodo Kousmine
Alain Bondil, Marion Kaplan
216 pag. • Codice: 694X • ***12,90 €***

Mangiar sano per star bene
Le ricette della dottoressa Kousmine
Jacqueline Gauthey-Urwyler
176 pag. • Codice: 9612 • ***14,46 €***

Mangiare meglio per vivere più a lungo secondo il metodo Kousmine
Alain Bondil, Marion Kaplan
296 pag. • Codice: 01151 • ***20,14 €***

Salvate il vostro corpo!
II edizione
Prevenire e guarire le malattie moderne intervenendo sulle abitudini alimentari
Catherine Kousmine
436 pag. • Codice: 7954 • ***19,90 €***

Nutrizione

Buona digestione a tutti
Valter Masci
200 pag. • Codice: 07664 • ***14,98 €***

Candida l'epidemia silenziosa: allergia al XX secolo?
Adolfo Panfili, Valeria Mangani
192 pag. • Codice: 03243 • ***16,90 €***

Cibi che guariscono
Difendere la salute a tavola con 50 comuni alimenti
AA.VV.
200 pag. • Codice: 09551 • ***14,98 €***

Combinazioni alimentari per la salute
Gli alimenti che si combattono
Doris Grant, Joice Jean
232 pag. • Codice: 00651 • ***16,90 €***

DHEA
Ray Sahelian
152 pag. • Codice: 04118 • ***12,40 €***

Enciclopedia delle vitamine e dei minerali
Sheldon Hendler
496 pag. • Codice: 9167 • ***30,47 €***

Gli squali non si ammalano di cancro
La cartilagine di squalo può salvarvi la vita
William I. Lane, Linda Comac
160 pag. • Codice: 00996 • ***13,94 €***

Guida completa alla nutrizione
Patrick Holford
392 pag. • Codice: 07850 • ***20,14 €***

Il digiuno terapeutico
Disintossicare, rigenerare, dimagrire
Gerhard Leibold
96 pag. • Codice: 02123 • ***9,81€***

La dieta pH
Misurate il vostro pH per la salute ortomolecolare del corpo, della mente e dell'anima
Adolfo Panfili, Valeria Mangani
240 pag. • Codice: 0472X • ***17,90 €***

L'acido alfa-lipoico
Il più potente antiossidante per rallentare l'invecchiamento, curare il danno epatico e ridurre il rischio di malattie
Burt Berkson
148 pag. • Codice: 10789 • ***14,46 €***

Le virtù terapeutiche dei semi di pompelmo
Dal Citrus paradisi i più validi rimedi contro infezioni, micosi, allergie
Shalila Sharamon, Bado Biginski
160 pag. • Codice: 0648X • ***13,90 €***

Mangiare mediterraneo
Alimentazione biologica e cucina energetica
Giulia Fulghesu
400 pag. • Codice: 03332 • ***23,24 €***

Manuale delle allergie e intolleranze alimentari
Marcello Mandatori
128 pag. • Codice: 06307 • ***15,00 €***

Medicina Ortomolecolare
II edizione
Una terapia a misura d'uomo
Adolfo Panfili
408 pag. • Codice: 02344 • ***23,24 €***

Melatonina
Il sonnifero naturale
Ray Sahelian
144 pag. • Codice: 03626 • ***11,90 €***

Nutrizione genetica
Come modificare i caratteri ereditari e vivere più a lungo in salute
Jeffrey Bland, Sara Benum
256 pag. • Codice: 1055X • ***20,14 €***

Pregnenolone
L'ormone naturale del benessere
Ray Sahelian, Ascanio Polimeni
160 pag. • Codice: 07109 • ***12,40 €***

Prevenire il cancro oggi
Michael Colgan
136 pag. • Codice: 9493 • ***12,91 €***

Omeopatia
Omeopatia per bambini
Werner Stumpf
96 pag. • Codice: 14431 • ***11,90 €***

Guida all'omeopatia per la famiglia
Alain Horvilleur
280 pag. • Codice: 7768 • ***16,53 €***

L'omeopatia per tutti spiegata con le immagini
Valter Masci
192 pag. • Codice: 03146 • ***13,94 €***

Non solo omeopatia
II edizione
Dal lattante all'adolescente
Paola Nannei Viganò
382 pag. • Codice: 10088 • ***23,24 €***

Patologie

Di asma in asma, di bambino in bambino
Francesco Macrì
136 pag. • Codice: 12080 • ***16,50 €***

Le allergie nei bambini
Andrea Schmelz
96 pag. • Codice: 1444X • ***11,90 €***

Candidosi cronica
Una malattia sconosciuta
Philippe Besson
144 pag. • Codice: 05718 • ***12,40 €***

Le allergie
Come curarle con i metodi naturali
Sigrid Flade
112 pag. • Codice: 00791 • ***12,91 €***

Menopausa... meno paura
Contributi per una guida ragionata alla menopausa
Enrica Campanini
168 pag. • Codice: 10002 • ***12,90 €***

Miopia: che fare?
Alessandro Mugnai
160 pag. • Codice: 08520 • ***12,40 €***

Reumatismi
Guida pratica per il paziente reumatico
Geoffrey Littlejohn
136 pag. • Codice: 7903 • ***11,88 €***

Vivere meglio le terapie anticancro con le piante medicinali
Consigli dietetici e comportamentali
Maurizio Grandi, Anna Vigoni Marciani, Giusi Denzio
96 pag. • Codice: 11300 • ***9,81 €***

Terapie Naturali
L'energia terapeutica dei fiori
Suzy Chiazzari
136 pag. • Codice: 12765 • ***15,00 €***

Shiatsu psicosomatico
Tra corpo ed emozioni
Gianna Zannella
120 pag. • Codice: 10614 • ***12,00 €***

Aura Soma
Specchio dell'anima
Galaadriel Flammini
160 pag. • Codice: 08849 • ***16,53 €***

Digitopressione
Localizzazione e stimolazione dei punti ad effetto terapeutico
Chen You-wa
288 pag. • Codice: 6958 • ***17,00 €***

Disintossicarsi in 7 giorni
Riconquistare una naturale vitalità con un programma semplice ed efficace
Peter Bennet, Stephen Barrie, Sara Faye
240 pag. • Codice: 10797 • ***22,72 €***

Guida completa alla medicina energetica
Helen E. Dziemidko
192 pag. • Codice: 10800 • ***20,14 €***

Il colore che guarisce
Cromopuntura: nuova medicina della luce
Jack Allanach
184 pag. • Codice: 09039 • ***15,49 €***

La cellulite
Identificazione e terapie
Umberto Nardi
288 pag. • Codice: 11572 • ***20,14 €***

Magnetoterapia
Principi fondamentali ed effetti terapeutici
Waltraud-Maria Hulke
152 pag. • Codice: 10738 • ***14,97 €***

Medicina energetica
Riequilibrare le energie del corpo per ritrovare salute, gioia e vitalità
Donna Eden
408 pag. • Codice: 08512 • ***25,31 €***

Prevenire e curare il raffreddore con i rimedi naturali
Ray Sahelian, Dolby Toews
144 pag. • Codice: 11629 • ***14,98 €***

Probiotici
Dalla natura i batteri amici della nostra salute
Natasha Trenev
234 pag. • Codice: 11653 • ***22,72 €***

Quale acqua per la nostra salute?
Bere tutti i giorni un'acqua veramente pura migliora la salute e il benessere psicofisico
Andrea Fellin
128 pag. • Codice: 11785 • ***13,94 €***

Reiki
Guarigione spirituale
Donatella Tinari, Lothar Güntert
128 pag. • Codice: 03766 • ***11,90 €***

Riflessologia
Guida pratica
Ann Gillanders
144 pag. • Codice: 02220 • ***15,00 €***

Urinoterapia
Osservazioni ed esperienze
Johann Abele
224 pag. • Codice: 0620X • ***20,14 €***

Varia

La luce che cura
Fabio Marchesi
328 pag. • Codice: 14407 • ***19,50 €***

Yoga
La salute e la felicità nelle nostre mani
Lucia Almini
192 pag. • Codice: 13001 • ***16,00 €***

Alchimia
L'arte della trasformazione
Jay Ramsay
232 pag. • Codice: 07508 • ***17,56 €***

Aura
La fotografia Kirlian
Brian Snellgrove
144 pag. • Codice: 05742 • ***11,88 €***

Benessere totale
Imparare a conoscere i meccanismi di guarigione del proprio corpo per vivere meglio
Joseph Pizzorno
432 pag. • Codice: 11084 • ***28,40€***

Campo tachionico
L'energia vibrazionale del futuro
Maddalena Galliani
120 pag. • Codice: 07893 • ***13,00 €***

Correre per vivere meglio
II edizione
Dal principiante all'agonista
Roberto Albanesi
312 pag. • Codice: 13508 • ***15,90 €***

Diventare non fumatori in 14 giorni
(libro + CD-ROM)
Hildegard Liebl
96 pag. • Codice: 08040 • ***25,31 €***

Dormire bene
I benefici del sonno naturale
Sheila Lavery
160 pag. • Codice: 04711 • ***14,98 €***

Feng Shui
Pensieri positivi
Chao-Hsiu Chen
144 pag. • Codice: 06617 • ***2,58 €***

Forever young
Ulrich Strunz
192 pag. • Codice: 12633 • ***20,14 €***

I tagliandi della vita
Roberto Mazzoli
216 pag. • Codice: 06102 • ***19,11 €***

Il dente avvelenato
Adolfo Panfili, Valeria Mangani
328 pag. • Codice: 10029 • ***16,53 €***

Incenso e benessere spirituale
Guida all'utilizzo pratico delle essenze naturali e dell'incenso
Fred Wollner
192 pag. • Codice: 09225 • ***11,88 €***

La salute dei denti
Guida alle più efficaci terapie naturali
Parsa-Flora Stay
236 pag. • Codice: 04320 • ***17,56 €***

Le alternative ai tranquillanti
Terapie naturali per sostituire gli psicofarmaci
John McKenna
136 pag. • Codice: 10770 • ***13,43 €***

Missione: 120 anni
Le nuove frontiere della longevità
Roberto Albanesi
152 pag. • Codice: 12870 • ***12,39 €***

Respirazione naturale
L'insegnamento taoista per il benessere e la crescita interiore
Dennis Lewis
192 pag. • Codice: 07656 • ***14,98 €***

Vivere meglio con il Feng Shui
Abitare e lavorare in armonia
Hermann Meyer, Günther Sator
216 pag. • Codice: 05629 • ***14,90 €***

BUONO D'ORDINE

da compilare, ritagliare e spedire in busta chiusa a:
tecniche nuove spa, divisione libri - via Eritrea 21, 20157 Milano

LI 05 ISBN 08083

N. COPIE	CODICE	TITOLO	PREZZO

Spedite all'indirizzo sotto indicato, all'attenzione di: ....

Modalità di pagamento

☐ Contrassegno + 6,00 € spese di spedizione ☐ VISA ☐ CartaSI ☐ Master Card

N° ☐☐☐☐☐☐☐☐☐☐☐☐☐☐☐☐ scadenza ☐☐/☐☐

Ragione sociale ....

Indirizzo ....

....

Cap.......................... Comune.......................................Prov...................

Tel.................................Fax.................................E-mail.................................

Ai sensi della legge 675/96 garantiamo che i dati forniti saranno da noi custoditi e trattati con assoluta riservatezza e utilizzati esclusivamente ai fini commerciali e promozionali della nostra attività. Eventuali richieste di rettifica o cancellazione dovranno essere trasmesse a: Tecniche Nuove – Vendite Libri – Via Eritrea 21 – 20157 Milano

per ordini via fax: 0239090373 • per ordini online: www.tecnichenuove.com

tecniche nuove
www.tecnichenuove.com

Via Eritrea 21, 20157 Milano - Tel. 0239090319 - Fax 0239090373
e-mail: vendite-libri@tecnichenuove.com